在宅医が考える
心豊かな「独り死」

独居看取りの時代

苛原 実
医療法人社団 実幸会いらはら診療所理事長
在宅ケアを支える診療所 市民全国ネットワーク会長

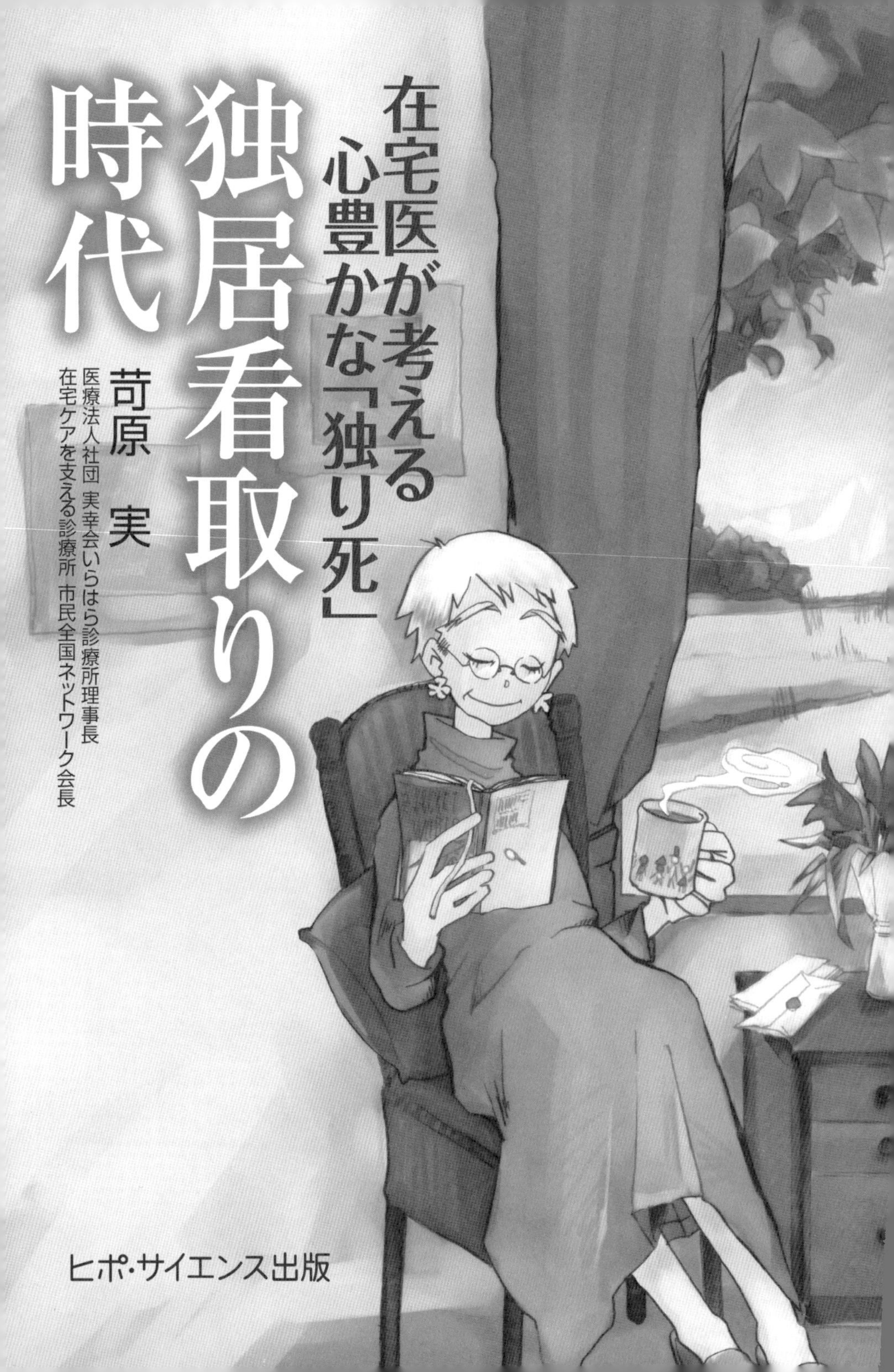

ヒポ・サイエンス出版

はじめに

死は異様なほどのタブー

いきなりですが、左図をご覧ください。一人暮らし、二人暮らしの高齢世帯が増え、現在全世帯の2割を超えています。65歳以上の高齢者のいる世帯にかぎってみると、独居と夫婦二人暮らしはその半数を超えています。この勢いはとまりません。ますます増えていくはずです。

そのようななか、多くの人が自分の最期はどうなるんだろう、と不安を覚えています。「元気なうちに老人ホームに入ってしまおう」と思っている人もいるでしょう。

在宅医療の現場にいる医師として思うのは、いろいろ問題があるにしても（問題だらけなのですが）、いくつかの準備をしておくと、たいていのことは解決できます。それがないばかりに問題がこじれます。

日本では、死は、異常なくらいタブーになっています。死は隠すものとして、マスコミでは大惨事があっても遺体の写真は出しませんし、病院でも施設でも遺体は隠されます。遺体を「不浄なもの」とする神道《しんとう》の習慣が心の隅に残っているのでしょうか。かつて、葬儀は自宅で行われましたが、現在ではほとんどが斎場で行われ、家に遺体が安置されることは少なくなりました。

死は「忌むべきもの」という思想が、がんなど死にいたる病に対しての恐怖心をさらに強めているので

図表 1-1 高齢者の家族と世帯

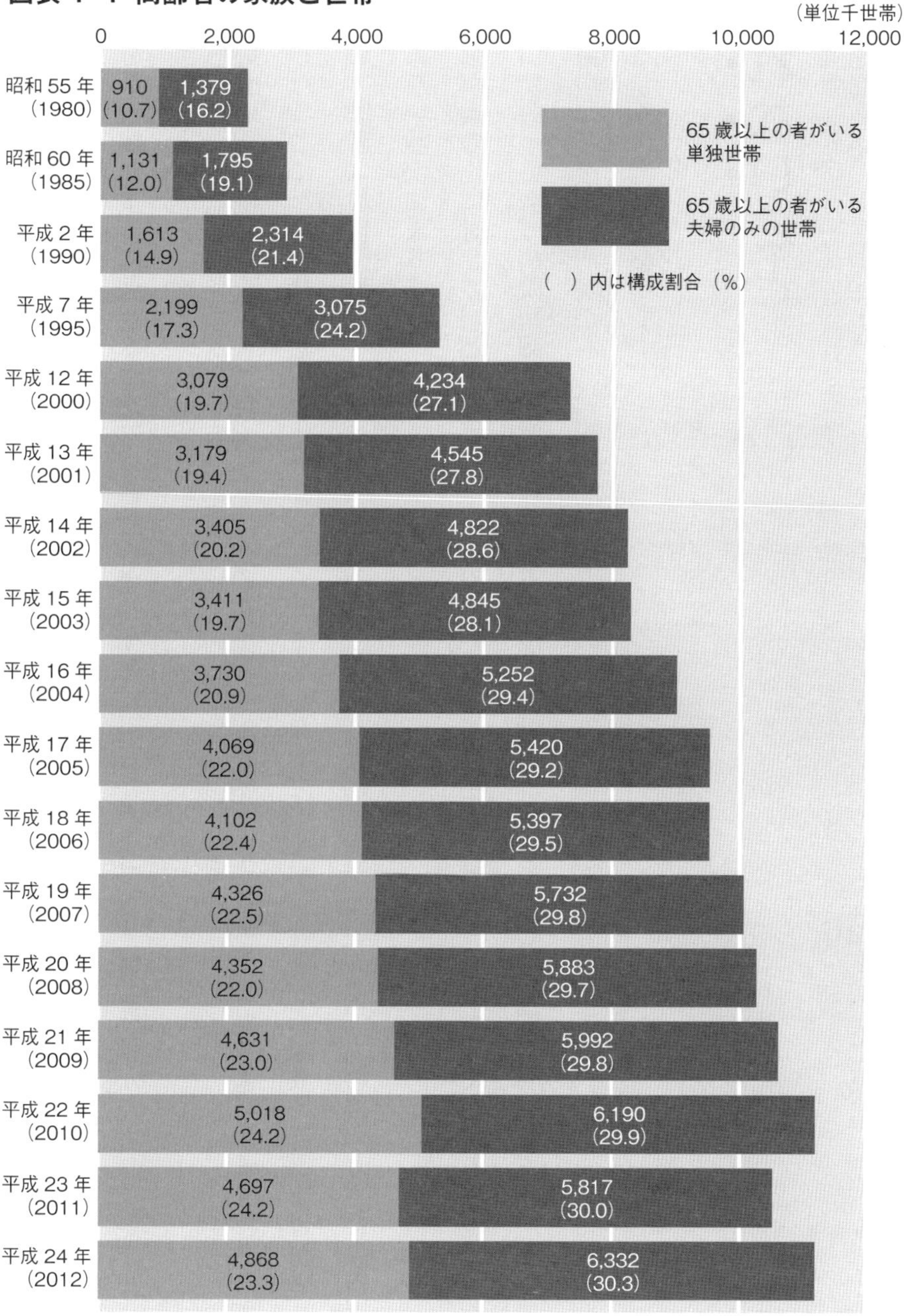
（単位千世帯）
0
2,000
4,000
6,000
8,000
10,000
12,000
65 歳以上の者がいる単独世帯
65 歳以上の者がいる夫婦のみの世帯
（　）内は構成割合（%）
昭和 55 年（1980） 910（10.7） 1,379（16.2）
昭和 60 年（1985） 1,131（12.0） 1,795（19.1）
平成 2 年（1990） 1,613（14.9） 2,314（21.4）
平成 7 年（1995） 2,199（17.3） 3,075（24.2）
平成 12 年（2000） 3,079（19.7） 4,234（27.1）
平成 13 年（2001） 3,179（19.4） 4,545（27.8）
平成 14 年（2002） 3,405（20.2） 4,822（28.6）
平成 15 年（2003） 3,411（19.7） 4,845（28.1）
平成 16 年（2004） 3,730（20.9） 5,252（29.4）
平成 17 年（2005） 4,069（22.0） 5,420（29.2）
平成 18 年（2006） 4,102（22.4） 5,397（29.5）
平成 19 年（2007） 4,326（22.5） 5,732（29.8）
平成 20 年（2008） 4,352（22.0） 5,883（29.7）
平成 21 年（2009） 4,631（23.0） 5,992（29.8）
平成 22 年（2010） 5,018（24.2） 6,190（29.9）
平成 23 年（2011） 4,697（24.2） 5,817（30.0）
平成 24 年（2012） 4,868（23.3） 6,332（30.3）

出典：内閣府

はないかと思います。そのことは、がんの人に対して気を遣いすぎて、見舞いもできず、見舞っても、何を話していいかわからず、まともな会話もできなくさせています。ふつうに日常会話をすればいいのに。

死を不自然なまでに恐れるゆえに、自分の老いや死に不安はあっても、何も準備がなされないまま「そのとき」を迎えます。

せいぜい、病院や老人ホームに入って、「あとは医者や介護する人におまかせ」と考えます。これでは準備したことになりませんし、現代ではそれですまなくなっています。介護する家族や介護士は医者まかせにし、医者は現代医療にまかせます。もうそのとき、本人は意識がないので、人の終わり方に誰も責任をとれない状況になります。

医師が人の死に対して、どう接すればいいかというマニュアルを持っているわけではありません。医師と一口にいっても、病院医師と在宅医療を行う診療所医師では、死に対して見解が異なります。病院にも急性期病院と慢性型病院があり、死に向かうときの考え方（価値観）は異なります。在宅を診る訪問医師の間でもそれぞれ異なります。

ぶれないこと

超高齢社会・長寿社会は、亡くなる人が多い「多死《たし》時代」です。さらに核家族化が進んでいることから

「独り死の時代」でもあります。「孤立死」「孤独死」という言葉にはさまざまなイメージがつきまとうので、本書では、とくに、「独（ひと）り死」という言葉を選びました。独居でも満足のゆく亡くなり方をするという意味ですが、ふだん使われている孤立死、孤独死と本質的な違いはありません。

今は大家族で生活している人でも、次第に家族は減り、やがて夫婦二人になり、そのどちらかが死ぬと最後は「独り死」になります。独り死・孤立死は悲劇などではなく、むしろ当たり前の死に方です。人間は一人で生まれて一人で死んでいくのです。赤ん坊は周囲の人に祝福されながら生まれ、家族から大切にされます。しかし、高齢になったら、意識があるとき、腹をくくって自ら「死の段取り」を決めなければいけません。

とくに在宅での死を希望するなら、腹を決めないと、自分の望む最期とはまったく異なる終わり方をすることになります。

「在宅で死ぬ」と決断して、ぶれなければ、誰でも自分の家で亡くなることができます。家族がいてもいなくても可能です。

誰でも、死は必ず訪れるのですが、死の直前まで元気に、楽しむべきことを楽しみ、悩むべきことを悩みながら、人生をまっとうしたいものです。人の死に方に、いいも悪いもありません。すべての人の死は尊厳ある、美しいものです。人の生は、美しく枯れていくものです。

しかし、その瞬間のために、せっかくの大切な時間を不安にさいなまれて過ごすのは惜しいことです。

「禅僧みたいなことをいうな」といわれそうですが、訪問医療をする者として、あえて「高齢になったら、〈死〉に不安を抱くヒマがあったら、今のいのちについて考えましょう」といいたいのです。

つまり、いかに死ぬかではなく、いかに最後まで自分らしく生きるかが大切なのです。そのために過不足ない最期を迎えるための知識を持ってもらいたいと思います。

「気持ち良く枯れる」地域づくり

現在、国は「地域包括ケアシステム」という事業を推進しています。これは、市町村が中心になって、人が最期まで、たとえ一人になっても、住み慣れた地域で元気に生活することをサポートするための地域づくりの仕組みです。

うがった見方をする人は、国は、これまでの病院医療にはお金がかかるから、在宅医療に肩入れして、「病院死」より「在宅死」を増やそうともくろんでいるといいます。しかし、これは誤解です。実際には、「多死時代」には、患者さんを地域でばらばらにみるより、介護施設に集中するほうが費用は節約できます。地域の生活者としては、死に場所の選択肢がいろいろあるほうが快適です。在宅死を望む人は多いのですが、在宅死だけが絶対ではありません。病院のほうが安心をして最期を迎えられると思う方はそうすればいいのです。

地域包括ケアシステムは、とても大切な考え方です。この事業の完成には地域によって異なりますが、まだまだ時間がかかると思います。何しろ、一人ひとりがよりよく生き、死ぬためにはどうすればいいのかを考える事業ですから。

事業主体は市町村なのですが、一般市民のかたも積極的に参加して、安心して最期まで暮らせる地域づくりをしていただきたいと思います。一般市民が、智恵を出しあって新しいサービスを創ることができれば、システムはますますよくなっていきます。

最後まで自分らしく生き、最後には、人間らしく気持ちよく枯れてゆく方法をこの本から理解していただけると幸いです。

苛原　実

独居看取りの時代

在宅医が考える心豊かな「独り死」

CONTENT

独居看取りの時代

在宅医が考える心豊かな「独り死」

CONTENT

独居看取りの時代

在宅医が考える心豊かな「独り死」

CONTENT

独居看取りの時代

在宅医が考える心豊かな「独り死」

CONTENT

第一章

「医者まかせ」では健康になれない

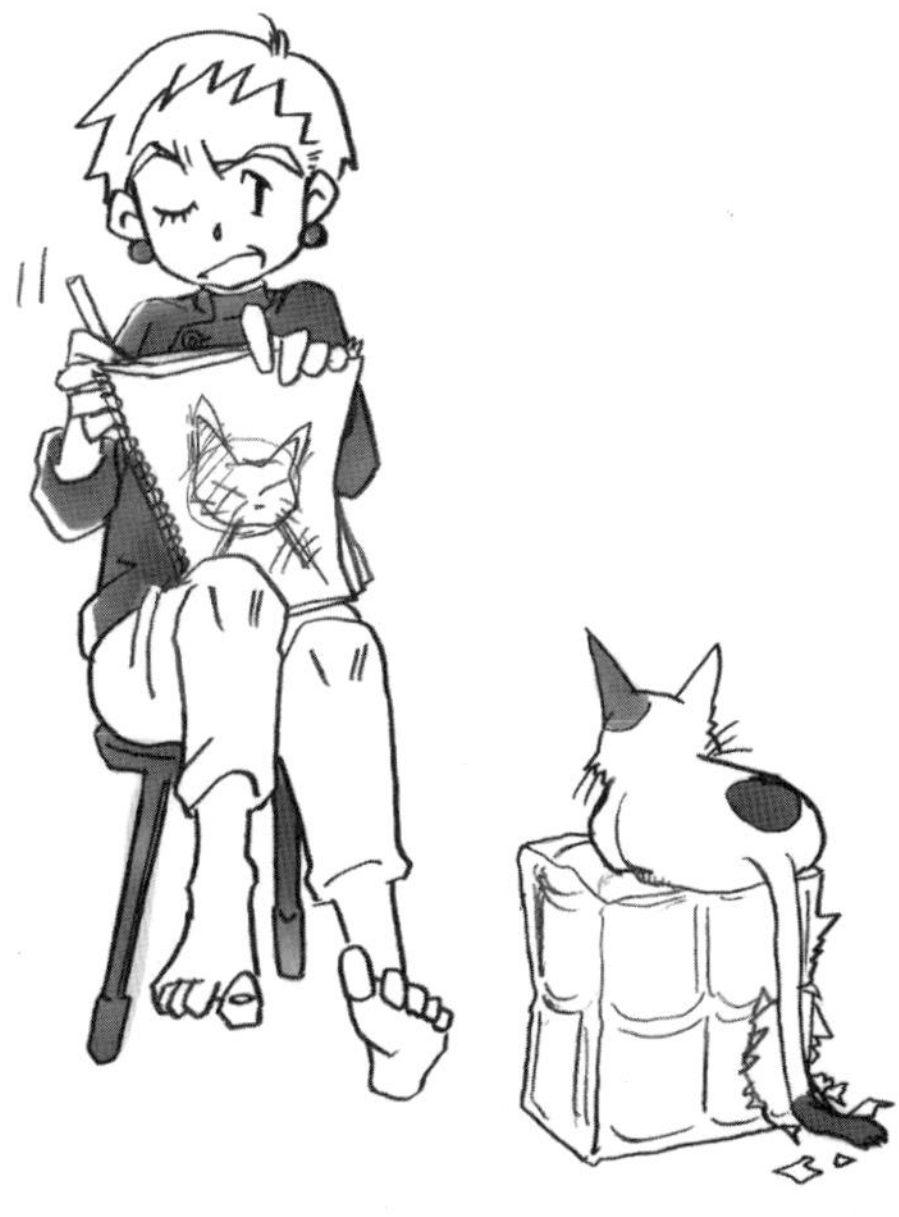

医者に行っても健康になれない

二人に一人ががんに罹患《りかん》し、三人に一人が、がんで亡くなる時代といわれています。

50年前に米国の社会学者が、『脱病院化社会』という言葉を提唱したのですが、現代人とくに日本人は、病院医療を基準にして、自分の生活を律している傾向があります。自分の健康をすべて病院まかせにして、ことあるごとに病院にかかります。実際に、いのちの危険を病院で救われることがありますから、それはそれで当然ですし、われわれ現代日本人の特権でもあります。

医学は日進月歩で進んでいますが、新しい治療法が生まれると、以前の治療法が「間違いだった」と否定されることがあります。昨今ではそのスピードが速まっています。医学は常に発展途上ですからやむを得ないことかもしれません。

17、18世紀の西洋医学では、梅毒に侵《おか》された皮膚に水銀を塗布《とふ》するのが最先端医療でしたし、治療前に手指消毒《しゅし》が行われるようになったのはようやく19世紀後半です。20世紀初頭の日本では、軍医総監《そうかん》の森鷗外が「脚気《かっけ》は細菌が原因である」として、海軍のようにビタミンB_1豊富な麦飯を採用することを否定したことで、陸軍兵25万人が脚気に罹患し、その1割以上が亡くなるという悲劇が起こりました。これには、まだビタミンが発見される以前であったことや、陸海軍の関係がぎくしゃくしていたという社会的な理由もあります。

しかし、そんなおおげさなことをいわなくても、「医原病」や院内感染は根絶することはできませんし、私たちは、インフルエンザの流行時期に病院でウィルスをもらってしまうこともあります。

古代ギリシャの医聖とされるヒポクラテスは、あえて「患者を害してはならない」といっていますから、そのころから「医原病」は問題だったのでしょう。

目的を持つほうが長生きする

現代日本は、「超長寿社会」といわれますが、「長生き」だけに意味があるわけではないと思います。「いのち」の意味はもっと別のところにあります。健康へのあくなき探求は重要ですが、何のための「いのち」、何のための「健康」かを考えることが先なのではないでしょうか。どんなに年をとっても、「オレはこのために生きる」という目的とか希望とかライフスタイルといったものの確立こそ優先するべきです。もっともこれがいちばん難しいことなので、つい目先の健康に目が向きがちです。

医師がいうことではないかもしれませんが、ただ単に、健康やいのちを失うことだけを恐れると「医者頼り」になり、自分の意思やライフスタイルをそっちのけにして、「病院に行こう」「薬をもらおう」「手術が第一だ」「救急車を呼ぼう」「医者のいう通りの生活をしよう」ということになります。それで病気が「治る」なら、そうするべきです。

しかし、医者を頼りすぎても健康は維持できません。実際、日本人は長寿ですが、健康でいられる「健康寿命」は、平均して、男性70・42歳、女性73・62歳（２０１０年現在、厚労省発表）です。男女とも最後の10年くらいは「不健康」です。せっかく長生きしても、入院して、ベッドの上で過ごすのでは長生きのしがいがありません。

自分の健康は自分で守り、医者はアドバイザーとして活用するという考え方に変えていく必要があります。年をとればとるほど、健康におびえ、生活が医者頼りになり、病院化社会に飲み込まれ、「病気にならないこと」が自己目的化していく傾向があります。「老い」は治ることはないし、死は確実に迫ってきます。

流行語である「アンチ・エージング」を目的にするのではなく、アンチ・エージングで稼いだ時間や体力を楽しいことに使いましょう。

筆者は、医者としていうのですが、年をとればとるほど、自分の健康やいのちの目的を考えていただきたいし、生きることの中に、ほんとうの希望を探していただきたいと思います。実際にそのほうが健康になるし、長生きもするという医学的な統計がたくさんあります。検診や病院通いが「健康の唯一の元」ではありません。

治療法は自分で選ぶ時代

がん治療についても、もっと自分の生き方を医者に主張するべきだと思います。

つらい手術や抗がん剤の点滴治療を行うかどうかも、自分の信じるライフスタイルに合わせて選択することが重要です。医師からもそのような選択を求められるはずですが（「**インフォームド・コンセント**」、「**IC**」と略されることがある）、ほとんどの患者さんが、医師のいうとおりの治療法を受け入れます。しかし、どんな名医とて絶対ではありません。患者さんが根拠もなく自己主張するのは問題ですが、むやみに医師のいうなりになるのもいかがなものでしょう。

筆者は、最近、大腸がんと診断され手術しましたが、ICで抗がん剤の点滴治療は一回で断り、飲み薬

インフォームド・コンセント（IC）　「説明と同意」と訳されることがありますが、これは間違いです。医師が患者に治療方針やその経過・結果などさまざまなことを説明したうえで、患者が治療方針に同意することがインフォームド・コンセント（IC）です。つまり、ICは医師が行うことではなく、患者が行うことです。米国は「訴訟社会」だから、あとで医師が訴えられないように、患者の「言質をとる」というドライな面もありますが、患者主体の医療という点では評価できます。最近では、「インフォームド・チョイス」（同じく「IC」）という言葉がよく使われます。これは、治療方法の説明を受けた患者が治療法を自分で選ぶことに力点が置かれている言葉です。

による服薬治療を選択しています。しかし、それも実は、食欲不振や吐き気などで不快感が強く、指示通りには服用できません。

医師の指導通りに療養すると、私の「生活の質」（QOL、Quality Of Life）がいちじるしく落ちます。抗がん剤の点滴治療の間、数か月ほど私のライフスタイルを犠牲にしなければなりません。確率の問題ですが、点滴を断るかわりに私の寿命が多少短くなる可能性がありますが、それを織り込んでの選択です。

低いQOLで、いのちを引き延ばすより、好きな仕事を気持ちよくしながら「いのちの時間」を大切にしようという選択です。現代医療のありがたい点は、いろいろな選択肢があることです。

いのちより大切なものを探す

ところで、もうお忘れだと思いますが冒頭の質問に戻ります。「三人に一人が、がんで亡くなる時代」で何を連想するでしょうか。

人は必ず死にます。年をとるにしたがって死の確率は高まり、最終的には何らかの病気、事故などで亡くなります。人が死ぬときには必ず死ぬ理由があります。

高齢で死因となる病気を特定できないときは、死亡診断書に「老衰」「多臓器不全」などと書かれます。しかし、老衰といっても、すべての細胞が、「せーの」で、いっせいに動きを止めるわけではありません。

どこか一部の故障（病気）なのですが、その原因がわからないだけです。

人は必ず何らかの理由で亡くなるわけですから、「三人に一人ががんで亡くなります」とか「死因の第三位は○○です」などは、総死亡率のうち、すべての人に訪れる死の理由をあらわす統計数値に過ぎません。「老衰」など原因不明の死の中には、がん死、心筋梗塞、肺炎、風邪、インフルエンザあるいはまだ発見されていない病気も含まれます。

現代人は、ある単純な真理を忘れかけているような気がします。

高齢になるほど死ぬ確率が高まり、最後には１００％死ぬという事実です。

現在の日本では、70歳代の死は早いかもしれません。この世代の人の中には、ばりばりの現役がいて、仕事に、恋に、趣味に、創作にいのちをかける人が多くいます。ゲーテは70歳代で恋をし、カントも70歳代で大著を書いているそうです。ピカソもシャガールも90歳を超えて死ぬまで活躍しています。

しかし、日本人の平均寿命は、男性の場合ほぼ81歳ですから（健康寿命は70歳）、90歳で元気な人もいれば70歳で亡くなる方もいるということです。

QOL（Quality Of Life）「生活の質」「人生の質」「生命の質」などと訳されますが、日本語としてしっくりしません。「生活の質」を高めるといっても、一人ひとりの価値観は異なり、「質の高さ」は人によって異なります。むしろ「その人らしい、満足のいく生き方」と考えるべきではないでしょうか。

「だから、70歳を過ぎたら生きることをあきらめろ」といっているのではもちろんありません。人間は死ぬまで、健康に留意して人生を充実させようと努めることが大切です。でもその過程で不老不死の妙薬を求めても仕方がないことです。

70歳を過ぎたらある程度覚悟を決める必要があると思います。70歳代の死は「早い」ということにはなりません。とくに50歳を過ぎると個人差はいちじるしくなります。

「長寿」という言葉には、「長く生きることこそいいことだ」という価値観が含まれていますが、重い病気で重介護の状態ではＱＯＬ（生活の質）は低くなります。70歳を過ぎたら、長生きを選ぶかＱＯＬを選ぶか、という選択が必要になるときがあると思います。

私の見聞では、70歳を超えて、高いＱＯＬを求めている人のほうが健康で長生きするように思います。長寿社会のよさは、先述したように、選択肢が広いということです。

薬で病気になる

いずれにしても70歳を過ぎたら、生と死は隣り合わせになります。

だから一瞬一瞬のいのちを大切にすること、健康に注意して、いのちを輝かせることに焦点をおく必要があります。「いのちより大切なものはこれだ」というものをもっているほうが、高齢期を快適に過ごせるようです。この場合のいのちは、「生物としての寿命」です。

かつては生物としての寿命を守ることが医師の使命でしたから、どんなことをしても、何を犠牲にしても、一秒でも長持ちさせることを優先しました。

医療の現場に身を置いていると、「いずれは誰にでも終わりは訪れる」という平凡な事実に目を背けている人に出会うことがあります。患者さんどころか、医師自身が「不老不死」を求めているのではないかと思うことさえあります。

80歳を過ぎたら、30歳のときの体とは異なりますから、血圧は上がりますし、糖尿病までいかなくても膵臓が弱ってインシュリンが少なくなったり、インシュリンの効きが悪くなって血糖値が上昇します。働きものの肝臓も、よくぞ80年文句なく働いてきたものかと感動しますが、やはり肝機能は低下します。とうぜん検査値は標準値からはみ出します。90代で40代と同じ検査値という人は、喜ばしいことではあっても「正常」ではありません。

しかし、医師が標準治療（各学会から出されている）を単純に遵守すると、年齢を重ねるごとに薬が増えます。標準値からはみ出したら、薬で標準値内に戻そうとします。そうしておけば、たとえ患者さんが

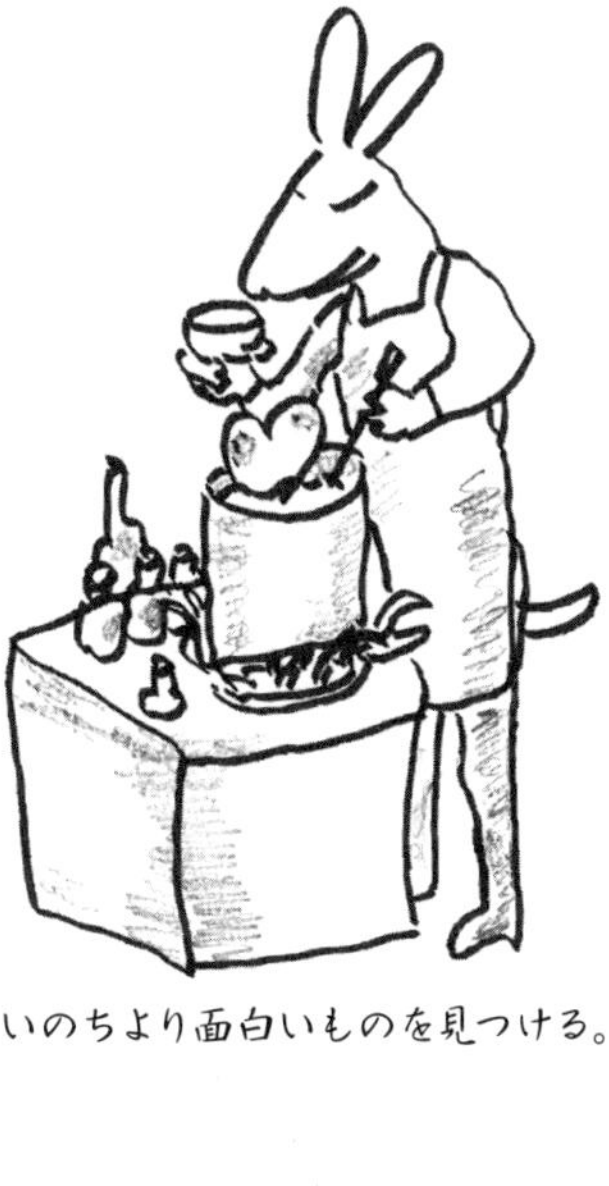

いのちより面白いものを見つける。

急死しても、「ガイドライン通りにした」といえば医師の立場は安泰だからです。

薬の種類が増えると、体内で薬同士がぶつかりあってどんな化学反応が起こるかわかりません。さらに、高齢になり体力が衰えると、同じ薬でも作用・副作用が強く出ます。高齢の患者さんに、「これでもかこれでもか」と薬を処方する医師がいますが、それではかえって症状が重くなる可能性があります。実際に、それらの薬を削っていったら（減薬《げんやく》といいます）、症状が軽くなったという例が少なくありません。

私の経験でも、「今日か明日か」という患者さんが私の診療所に運び込まれてきたとき、毎日、茶碗に一杯近い薬を飲んでいたのに驚かされたことがあります。ほとんど意識がなく、苦しそうに息をしていました。私は、「今日明日のいのちというなら、薬は止めましょう」と家族に確認して、薬を全て止めました。

すると、翌日、その患者さんはぱっちりと目覚めました。さらにベッドに起き上がり、数日を経ずして、話をするようになり、食事までできるようになって、無事車いすで退院しました。典型的な「医原病」です。

少なくとも、80歳を過ぎて、毎日10剤前後を服薬していたら、それだけで病気になると思ってください。注意するべきは、一人の医師が少量の薬しか出さなくても、高齢者は、内科、整形外科、泌尿器科、眼科など多くの科にかかっています。それぞれの診療科から3種類の薬が出るだけで、すぐ10種類を超えてしまいます。この意味でも、総合的に診療する「かかりつけ医」の存在は大きいと思います。かかりつけ医に「薬の交通整理」をしてもらって、不要不急な薬は減らします。減薬も治療のうちという認識が必要です。「健康は医師にまかせておけば安心」と思うのではなく、自分自身の頭で、「健康とは何か」を考えて、自分のライフスタイル、家族の生き方・死に方を決めなければいけない時代でもあるのです。

「孤立死」はなぜ問題なのか

「孤立死」あるいは「孤独死」は、超高齢社会のキーワードの一つです。マスコミ用語で、とくに定義はありませんが、一人暮らしの人が亡くなっているのを、数日から数週間、数か月経ってから見つかる場合を指していると思います。

実は、この亡くなり方は珍しくありません。私がいる松戸市では年間約200人が孤立死しています。松戸市は、人口48万人、高齢化率23%超で、全死亡数は年間約4000人ですから、孤立死する人は約5%です。全国では年間3万人と推測されています。

一人暮らしの方の場合、虚弱（フレイル）な方が、がん、心不全などで、ある日突然亡くなることは珍しいことではありません。むしろ自然なことです。

孤立死が問題になるのは2つです。一つは、その場に誰かがいたら命が助かっていたのに死んでしまう場合です。たとえば、風呂場などで転倒骨折して何時間も何日も誰にも救助を求められない場合などです

（風呂場で溺死する方も少なくないのですが、これは、家族と同居していても防ぐのが難しいケースです）。

こんなケースがありました。元会社経営者で、**軽度認知症**があったと思われる80歳の男性です。その方は長らく母親と二人暮らしをしていたのですが、母親を亡くしてから、家がゴミ屋敷状態になりました。それでも、自分で車を運転し、買い物に出て自炊していました。発見されたときは、車がボコボコになっていたので、長らく軽度認知症があったのでしょう。認知症になる前は足腰が丈夫であったため、介護保険は申請していませんでした。

しかし、認知症が進み、身体的に衰えるようになると、あるときから食事をとらなくなり、排泄は垂れ流しになりました。近所づきあいはもともとなかったのですが、さすがに近所の人が、「この2週間ほど様子がおかしい」と市に通報しました。市から地域包括センターに連絡が入り、そこから私の診療所に相談がありました。

私が訪問すると、立派な家なのですが、その方はゴミの中で、尿便まみれになっていました。脱水症状、栄養失調で、まったく自発性を失い、ぐったりしていました。凍えるように寒い日なので、通報が一日遅れたら凍死していたと思われます。

私は、携帯電話で病棟看護師に入院準備の指示を出し、診療所に運びました。病棟で待っていた看護師は、こういうことは珍しくないので、手ぐすねを引いて風呂の準備をしていました（なぜかちょっと嬉しそうでした）。数年ぶりと思われる温かいお湯でさっぱりしてもらいました。あとで看護師長から、「すごかったですよ」と嬉しそうな報告を受けました。

その後もやはりご本人からの自発的な言葉や動作はほとんどないのですが、散髪もして、ベッドの上に座って、もともと知的な方だったので、すっきりした顔をしています。頭部ＣＴで脳を調べると、前頭葉に**廃用性萎縮**《はいようせいいしゅく》が進んでいました。

現役時代は、立派な仕事をされて活躍されていたと思います。そういう方でも孤立すると、ゴミ屋敷で暮らし、あわやのところで凍死する可能性があるというのが現在の日本です。このようなケースはますます増加することになると思います。ですから、「自分はまさかこうなることはない」と思わないで、誰でもさまざまな準備をしておくことが必要になるのです。

看取りは心の交わり

「孤立死」が、マスコミで問題とされる理由の２つ目は、亡くなってから数日かそれ以上発見されない

軽度認知症（ＭＣＩ、Mild Cognitive Impairment）　年相応の記憶力の低下以上に、認知機能が衰えた状態。アルツハイマー病や血管性認知症の早期とも考えられますが、単なる廃用性（使わない身体機能が低下すること）の認知症であるとも考えられます。

廃用性萎縮　寝たきりなどで、使われなくなった筋肉、神経などの組織が萎縮して使えなくなった状態。

場合です。いわゆる「腐乱《ふらん》死体」になることです。

本人には関係のない話かもしれませんが、社会にとっては問題です。自分の死が社会のさまざまなトラブルの元になり、また醜悪でもあることを考えると尊厳ある死とはとてもいえません。

もちろん本人が望んでそうなっているわけではないので、その人を責めることはできません。しかし、現在一人暮らしをしている人は、想像力を働かせてください。そうならないように、どうするべきかを考える必要があります。

以上のように、孤立死が問題になるのは、助かる命が助からない場合と、腐乱死体になる場合です。しかし、これ以外は孤立死を問題とすることはできません。一人で亡くなることが問題なら、家族と同居していても同じです。家族の中でも、「昼間独居」なら孤立死する可能性があります。

一人暮らしで、ある日、突然亡くなったとしても、その日か翌日に家族や介護士などに発見されたら何の問題もありません。むしろ何年も病に伏せって不自由な暮らしを強いられるより「大往生」であるといえるかもしれません。一瞬は苦しいかもしれませんが、誰でも死を迎えるときは、それなりに大事業です。死を迎えるまでに不安も恐怖もあります。家

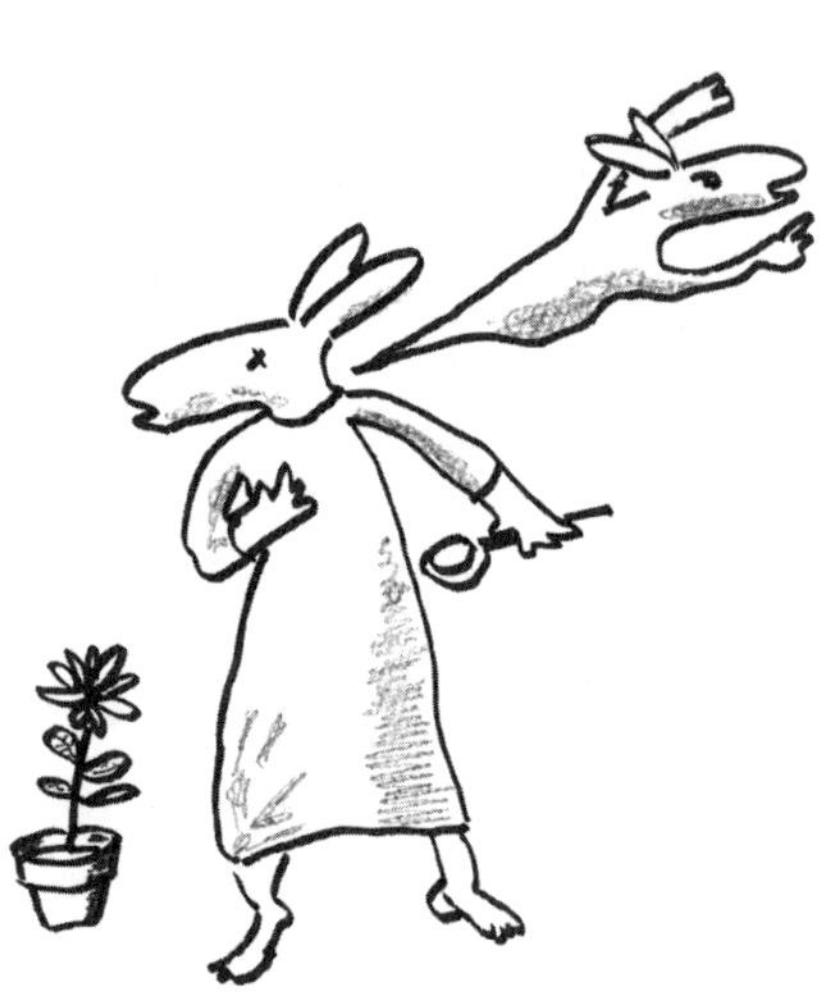

孤立死も尊厳ある死

族と同居していれば、家族にとっても家族の死は大きいことです。ふつう死は「あっという間に」通りすぎることではありません。それだけ大切に考えなければならないことでもあるのです。

孤立死をあえて定義すると、人に看取られずに、ある日、突然亡くなることといえるかもしれません。

では、「看取り」とは何でしょうか。「孤立死」に対して「看取り死」というものがあります。「在宅看取り」「施設看取り」の政府統計の中には、在宅などでの突然死がカウントされていますが、これは間違いです。突然死は孤立死といってもいいもので、看取り死とは異なります。

心筋梗塞などによる突然死は珍しいことではなく、医師としていうことではありませんが、本人にとっては理想的です。苦痛はともないますが、誰の世話にもならず、地上から「さよなら」をするわけですから。

しかし、家族にとっては、心の中にさまざまな禍根《かこん》を残します。「ああすればよかった」「こうしてあればよかった」と必ず後悔があります。しかし、多くの場合、避けられないものですし、家族の心残りも故人との心のつながりですから大切なものであるかもしれません。

いっぽう「看取り死」の場合、介護者と当人の間に、最後の数日、数週間をともにするプロセスがあります。このプロセスにこそ看取りの意味があります。看取りとは、死にゆく人と傍らにいる人間との間で行われる「対話」といっていいものです。対話といっても、言葉ではなく心の交わりです。十分な対話ができていれば、本人にとっても、家族にとっても、友人や周囲の人たちに、心を残さずに去って行くことができます。

この心の交わりさえあれば、一人暮らしでも看取りは可能です。ときどき訪問する家族や、医療・介護サービスのスタッフ、それに近所の人のぬくもりが看取りの対話をつくります。

しかし、看取り期が数か月、数年に及ぶことがあります。**胃ろう**、点滴、入院などによって、本人の意識は薄れているのに、いのちだけが引き延ばされてゆきます。この長さは、本人だけではなく、家族の心が疲弊し、逆に別れに禍根を残すことがあります。

看取りのプロセスがあれば、たとえ独居であっても孤立死とはいえません。その意味で、孤立死を避ける工夫を生きている間にする必要があります。

胃ろう　口からの栄養摂取（経口摂取）ができない場合、胃に孔《あな》を開けて、チューブで胃に栄養を送る治療手段。胃ろうを胃につくることを胃ろう造設といいます。胃ろうは簡単にはずせますが、経口摂取が可能になったという理由以外ではずすことは法的に問題があるとされます。胃ろうは、経口摂取ができるまでの一時的な手段として開発されました。

第二章

救急車を呼ぶとき

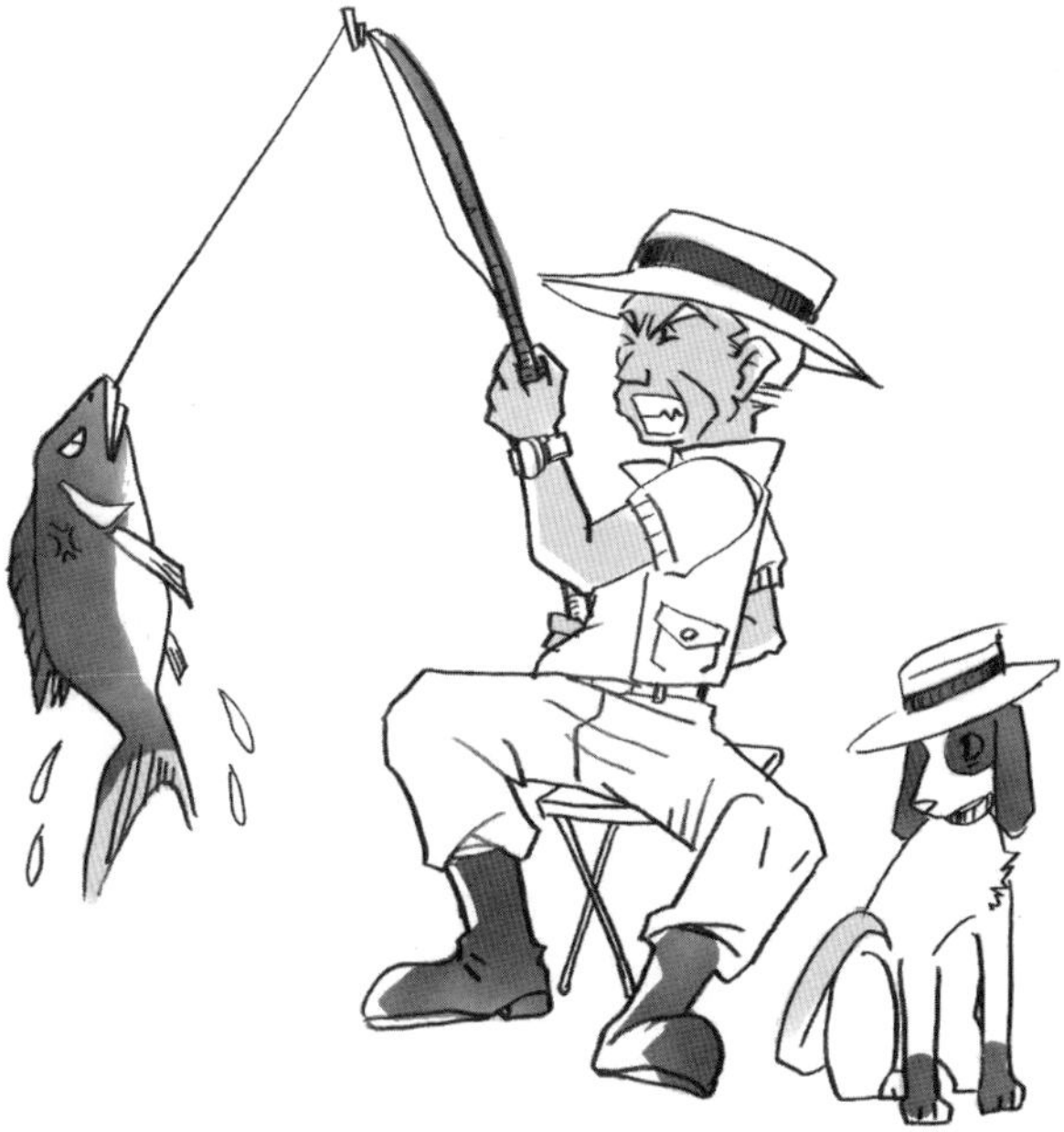

救急車をタクシー代わりに使うな

ある訪問診療医が、患者の状態が悪くなり、入院をお願いしようとして病院に電話をしたら、若い医師から、

「うちは救急病院で、90歳なんか、みるヒマはない」と怒鳴られたそうです。

この若い病院医師の態度は、年輩の医師に対して失礼であることは別にしても、患者のいのちをどう思っているのか、患者を年齢で差別していいのか、と憤《いきどお》りを覚えます。

しかし、いっぽうで、臨床現場にいる者として、この医師の気持ちが手に取るようにわかります。救急医は、次々に患者さんが運ばれてくるのを、食事もそこそこに、間違いがないように細心の注意を払いながら処置します。その忙しいさなか、運ばれて来る患者さんの半分以上が、「なぜ病院に運ばれるのかさっぱりわからない」高齢の軽症患者なのです。

東京消防庁のデータでも、救急搬送される高齢の患者さんの数は年々増加し（図2-1）、そのうち入院が必要な中等度以上の症状を呈する患者さんは4割ほどです（図2-2）。

つまり、救急車出動の半分以上は、「ムダ足」といえなくもありません。救急隊員は、呼ばれれば、たとえ軽症と予想がついていても出向いて行って病院に搬送します。なかには、救急隊員にかかりつけの遠い病

図 2-1　日常生活事故での高齢者の救急搬送人員の推移

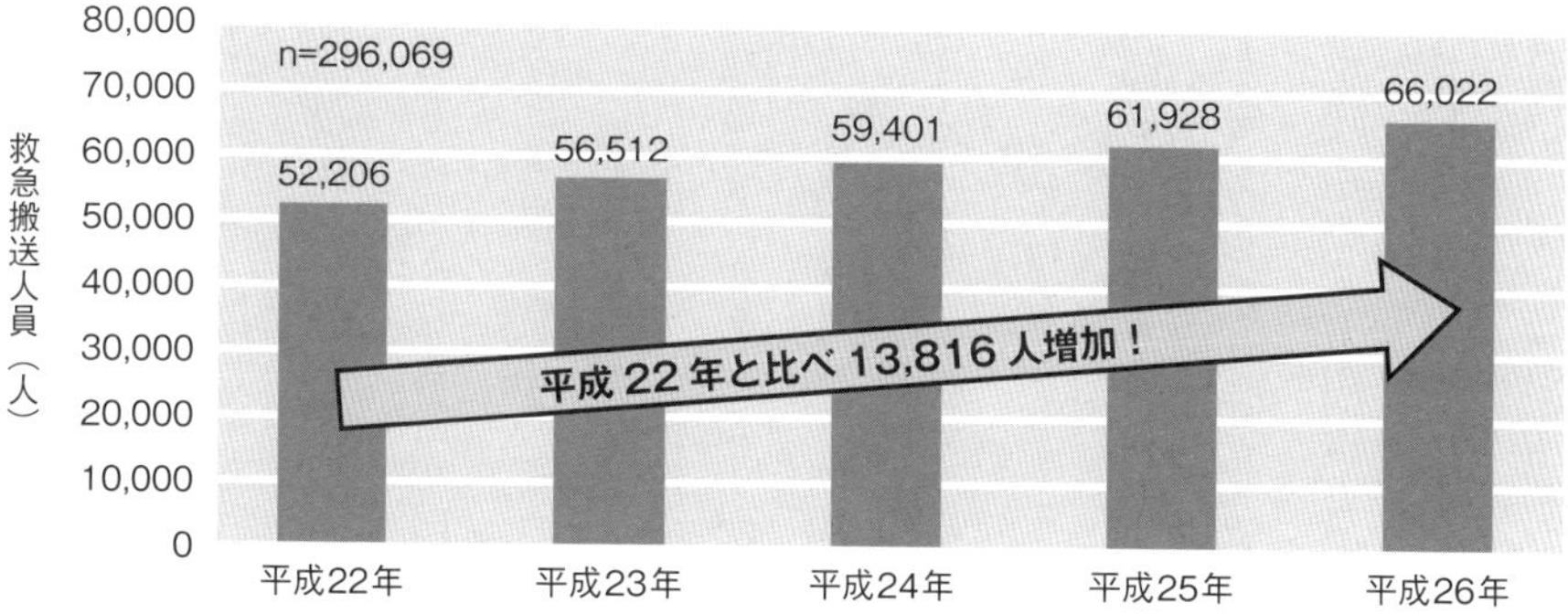

図表 2-2　初診時程度別の高齢者の救急搬送人員

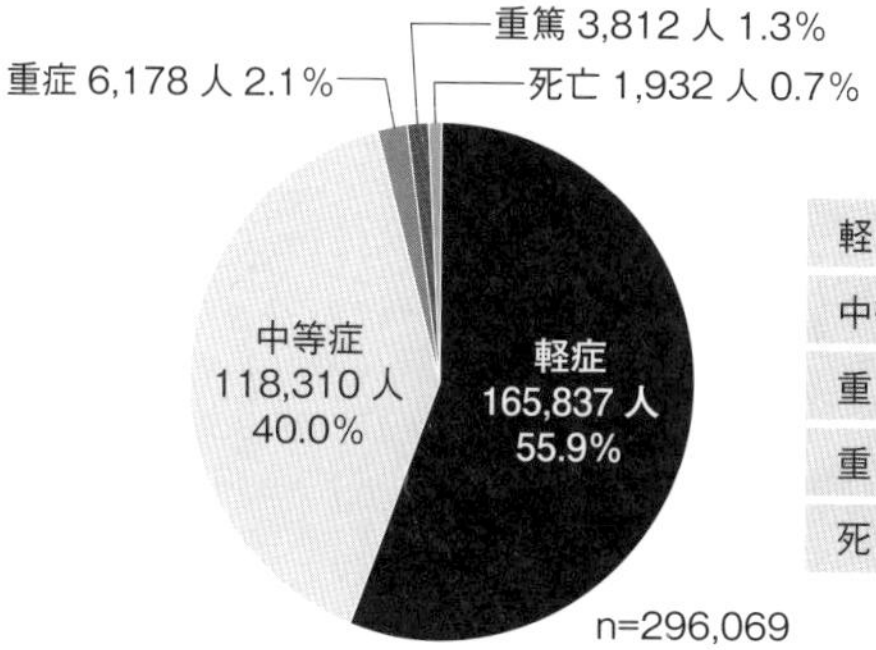

軽　症	入院の必要がないもの
中等症	生命の危険はないが、入院の必要があるもの
重　症	生命の危険が強いと認められたもの
重　篤	生命の危険が切迫しているもの
死　亡	初診時に死亡が確認されたもの

東京消防庁

院を指定する患者さんもいます。タクシー代わりです。

　夜間の救急車の出動費は一回4、5万円ほどかかり、これは市町村の負担（税金）になります。「命にかかわることに費用など問題にするのは何ごとか」と怒られそうですが、それが半分以上、不要不急な出動なら話は別です。もちろん病院医師の過剰勤務に拍車をかけるという問題も重なります。

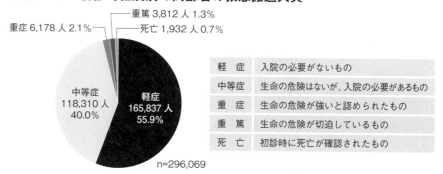

　もっともほとんどの患者さんやその家族には、それが無意味な出動かどうか区別できません。救急車をいつ呼んだらいいのかについ

ては後ほど説明します。ここでは、救急医療、医療費は無限ではないのだから、お互いに協力して救急車や救急医療を大切に使いましょう、という点をおさえてください。

救急出動には、救急車だけではなく、病院医療でも多くのコストが使われます。受け入れる病院医師も対応に追われ、そのあげくが「90歳なんて・・・」という若い医師の暴言にいたります。正直にいえば、どの医師も、そんな暴言が口から出かかることがありますが、ふつうは飲み込みます。

大きな問題は、費用のことより、軽症の患者さんによって、救急車と救急医療がふさがって、ほんとうに重症の人のいのちが危険にさらされることです。新聞報道で、救急患者の「たらい回しによる死亡」が問題になることがありますが、これなども救急医療を気軽に使う人の行動が原因の一つと考えられます。

患者さん自身や家族が気軽に救急車を呼ぶのは、「リッチ大国日本」（ではなくなっていますが）だけの現象のようです。人口250万人のパリ市には、救急車が15台しかないそうですから、うっかり呼んだら怒鳴られそうです。米国では、救急車を呼ぶと5万円ほどの個人負担が請求されますから、うっかり呼ぶ気にもなれません。

個人負担のない救急搬送システムはとてもすばらしい制度

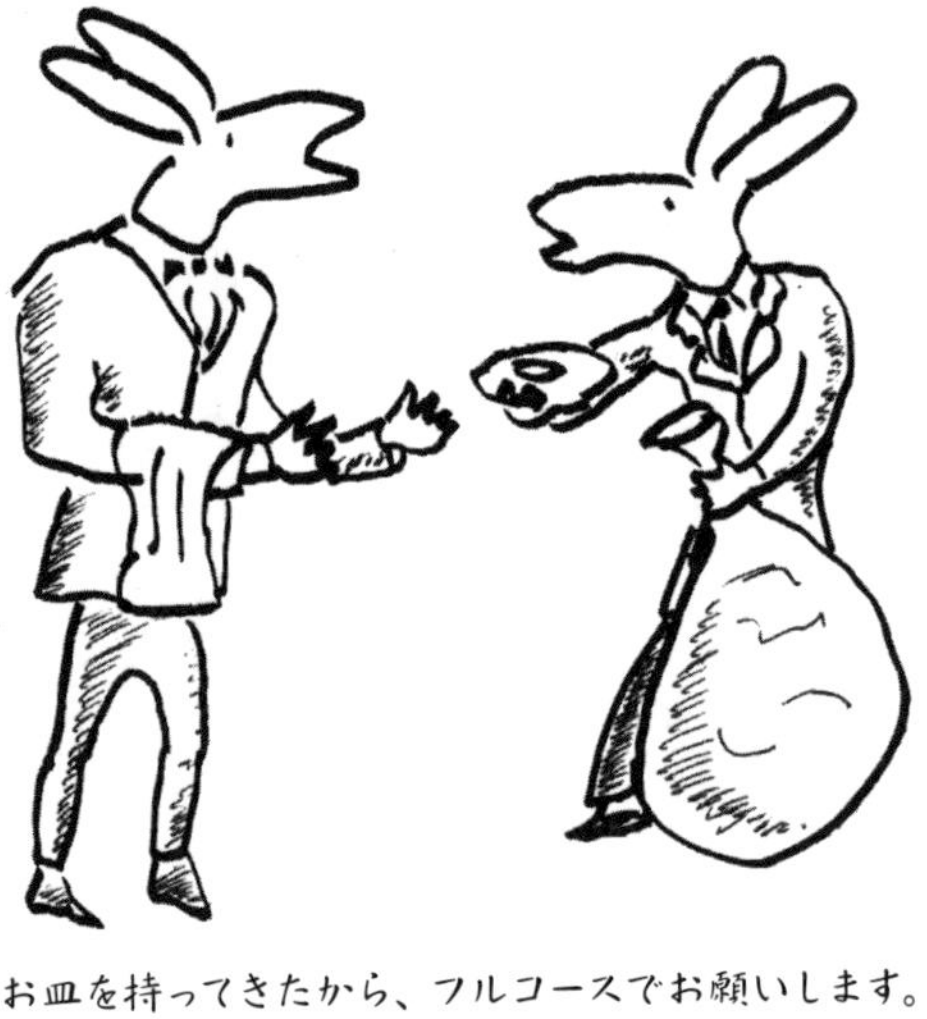

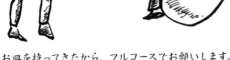

お皿を持ってきたから、フルコースでお願いします。

です。だからこそ心して大切に使う必要があります。もしそれができないなら、米国のように個人負担を課さなければ、日本の医療財源はもちません。

レストランで食器代を請求されたら？

救急車を安易に頼るのは、患者さんだけではなく、高齢者施設でも同じです。

入居者が高熱を発すると、すぐに救急車を呼びます。そうしないと、「クレイマー家族」にあとで何をいわれるかわからないという恐れもあるようです。ですから、入居のときにきちんと、どんなとき救急車を呼ぶか話し合っておく必要があります（それは死について話し合うことでもあります）。

救急搬送は医療にとってもムダが多いのです。救急搬送されると、医師は、その患者さんとはじめて会う場合がほとんどですから、CT、採血、採尿といった検査をフルコースで行うことが多いのです。

医師は「何でもないようだな」と思っても、検査せざるを得ないのです。軽症だと思って患者さんを帰したら、あとでとんでもない状況が隠れていたことがわかって、訴えられるケースもあります。それに検査は病院の収入源でもありますから、昨今の厳しい病院経営では事務長などからなるべく検査をするようにお願いされることもあります。

患者さんがドクターショッピングするときも同じです。病院を変わるたびに検査をしていたら、そのつど数万円単位の検査費用がかかります。日本は医療保険制度が整っているので、患者さんは低価格で検査を受けられますし、医師も遠慮なく検査できます。米国のように、もし検査のたびに数万円の請求が出されたら、誰でも検査に二の足を踏むはずですし、医師も検査に慎重になります。

病院を変わるときは、同じ検査をせずに済むように、医師から検査データを出してもらってください。とはいっても、目の前の医師に、「あなたはヤブなので、ほかのところに行きます」とはいえません。言い方は工夫する必要がありますが（「知り合いの医者にちょっと相談したいので」「近くの病院に行きたいので」など）、カルテや検査データは、医師の私物ではなく「公共財」ですから、堂々とドライに請求してください。

医療機関を替えるたびに、同じ検査を行うのは、レストランで食事するたびに、食器が使い捨てられ、食器代が請求されるようなものです。患者さんは医療保険によって数分の一から十分の一を支払うだけですから、財布は痛みにくいのですが、国の医療費を押し上げる一因になります。

医療保険は隣近所で支え合っている「共助」が大型化したものです。超高齢社会では、そういう自覚が必要になってくると思います。

国民がそう自覚しないと、将来、「○歳以上の人には手術や人工透析はしません」といったような制度が実施される可能性があります。実際に部分的にそうしている国があります。私費での医療なら何でも許されますが、そうなると一部の金持ちだけが「いのちを買える」医療格差社会を受けいれなければなりま

図表 2-3　事故種別と救急搬送人員

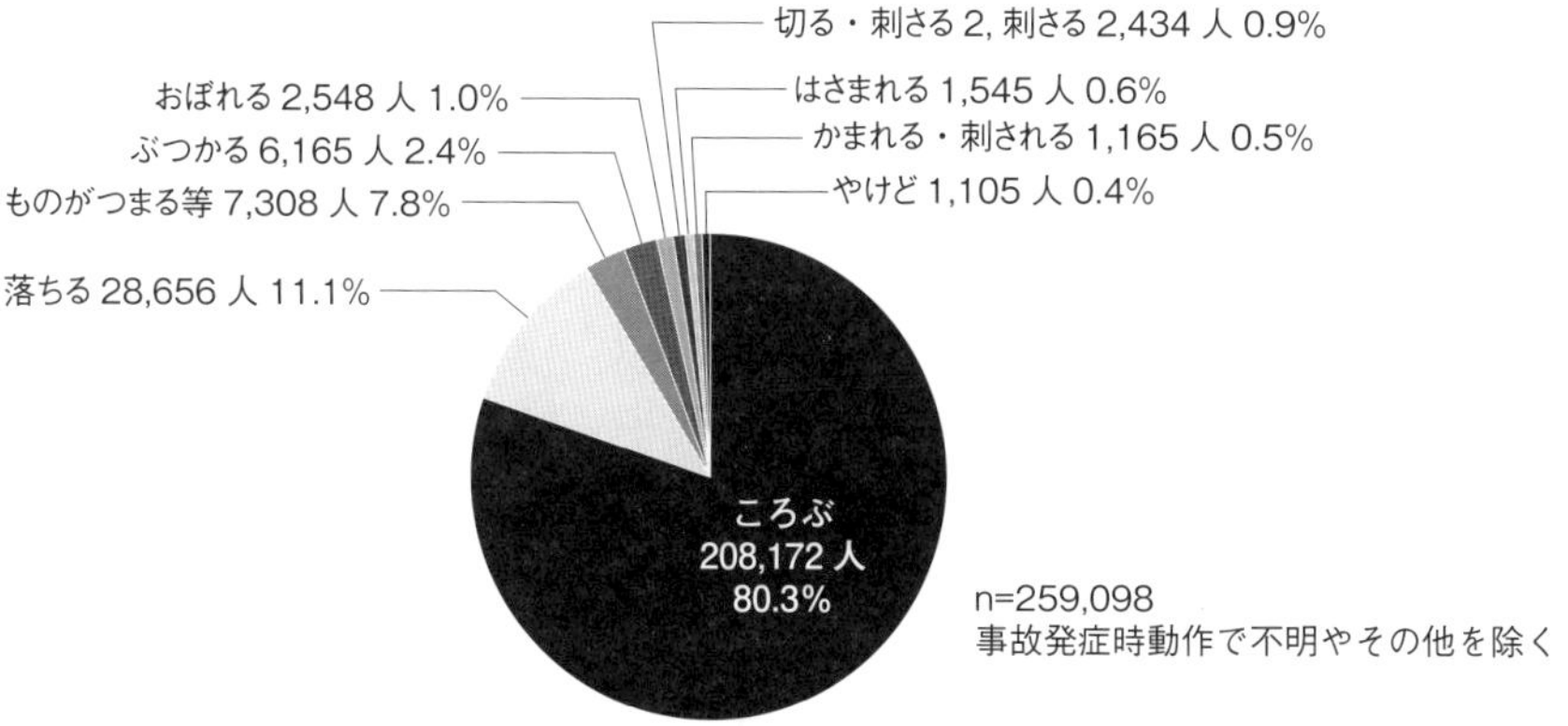

東京消防庁

せん。

少子化で医療費の財布は小さくなるのに、超高齢化では支出は大きくなるばかりです。

救急車をいつ呼ぶか

もちろん、だからといって救急車を遠慮して、病気をこじらせたのでは、せっかくの救急システムが「宝の持ち腐れ」になります。

遠慮しすぎてもいけないのです。そもそも、救急車を呼ぶのはどんなときでしょうか。

東京消防庁の発表では、救急出動の理由で圧倒的に多いのは転倒の8割です（図2-3）。半数以上のかたは、転倒にびっくりしたのでしょうか、病院に搬送されても、痛み止めを投薬されて「お帰りください」といわれ、夜中でも家に帰されます。

腰痛など筋骨格系の痛みは、生命に関わるものではありません。座薬など痛み止めで、ある程度おさえられますから、すぐに救急車を呼ぶのは考えものです。ときには、病院で医師の顔をみたとたんに、痛みが引く人もいます。

とくに腰痛には、不安など精神的な要素が大きいので、あわてないで様子をみましょう。不安や恐怖が大きいと、交感神経が刺激され、体内で発痛物質がつくられ、痛みは増幅します。家族と話したり、深呼吸をしたり、テレビ、ラジオなどで気分転換すると、がまんできない痛みが和らげられることがあります。

実際に多くの人は腰が痛いからといって夜中に救急車を呼ばずにしばらくがまんしているのですが、救急医療の医師は、がまんができないで、すぐに救急車を呼ぶ人ばかりをみています。ですから、世の中はそういう人であふれていると思いがちで、つい「そんなのみているヒマはない」と暴言が出てしまうのではないでしょうか。

救急車を気軽に呼ぶのは、家族や**介護士**（介護職）だけではなく、訪問診療医も同じなので、患者さんばかりを責めるわけにはいきません。

高齢の方の場合、「救急車を呼ぶのはよほどのとき」という自制心をもってほしいものです。お金を払ってでも、今、救急車を呼びたいと思う人はタクシーを呼ぶ方法もあります。「タクシーを呼ぶほどのことではない」と思ったら、たいていはがまんできることです。

なかには、腰痛で歩けなくなった親を、家で面倒みきれないので、救急車を呼んで入院させようとする人がいます。あるいは、自分で自炊が面倒になったので入院目的で救急車を呼ぶ人もいます。「正攻法」

で外来にかかったのでは入院させてもらえないので、「裏の手」を使うわけですが、残念ながら、この裏の手はききません。夜中に「お引きとりください」といわれて、タクシー代を払って帰るだけです。

しかし、これらも「住民エゴ」といって責めるだけでは何も解決しません。多くの人が、「ダブル介護」（親の介護のほかに、自分の子どもが病気であったり、小さい子どもの子育て期にあたっている）など深刻な事情を抱えています。

しかし、救急車を呼んでも解決できませんから、家の近くにある「地域包括センター」や市役所に電話して方法を相談してみてください。社会資源の使い道として、高い薬や検査、ムダな救急医療で医療費を使うより、こういう家族を支える仕組みを整えるほうが先決です。

救急車を呼ぶとき

先述のように、高齢者ケア施設などで救急車を呼ぶのは、夜、介護士が巡回していたら様子がおかしい

介護士　「ヘルパー」「介護職」とも呼ばれ、介護職員一般の通称。4年制などの大学を出て「介護福祉士」の国家資格をもつ人が少なくありませんが、半年以上の研修を受けた民間資格者も多くいます。研修を受けていない人も応援に入っています。国は研修事業をすすめて有資格者を増やそうとしていますが、介護を仕事とする人が頭打ちの状態で、インドネシアなど国外にも人材を求めています。本書ではこれらを総称して「介護士」と通称します。

ので、熱を計ったら39℃あり、驚いて救急車を呼ぶといったケースです。

しかし、よほど苦しがっているのでないかぎり、高熱というだけで亡くなることはありません。主治医に電話をしても、眠そうな声で「解熱剤を飲ませてください」と指示されるだけです。解熱剤も必要ない場合が多く、高熱が出たら、水分を摂取させて、額を冷やします。ひどく苦しむようなら解熱剤を投与します。しかし、解熱剤にも副作用があることを理解してください。

また高齢で体を動かすことが難しくなり、昼間もウトウトしていて、食欲が落ち込んでいるとき、熱などで肺炎や脱水症状が疑われるようなことがあります。このようなときは訪問診療してくれる医師を探します。救急車を呼んで入院しても、胃ろうなど、いわゆる「延命治療」を受けることになり、本人にとっても家族にとっても決していい解決にはならない可能性があります。

救急車を呼ぶときは、おおよそ次のような場合を基準にしてください。

①急に意識がなくなり、大きな声をかけても応答しないとき。
②手足がしびれて動かなくなったとき。
③口や肛門から大量の出血があったとき。
④急に胸が痛くなり動けなくなったとき。
⑤お腹がはって激しい痛みを感じるとき。

亡くなってもすぐに救急車を呼ばない

高齢の家族が、心筋梗塞などで突然亡くなったとき、救急車を呼ぶ家族や介護士がいます。

救急隊は、すでに亡くなっている人を病院に搬送することはありません。警察を呼び、警察で検死になります。遺体は警察署に運ばれ、監察医が死因を確かめます。家には刑事がやってきて「事件」かどうかを調査します。家の中を観察し、近隣の人などからいろいろ家族状況を聞き出します。

しかし、80歳を過ぎれば、さまざまな身体の故障があり、突然死も珍しいことではありません。なにより、家族の死という悲しむべきときに、遺体が警察に搬入され、「モノ」として調査されることは、心の痛むことです。警察にとってもありがたくない話で、事件性がまったく感じられないのに、家族に恨《うら》まれながら数日調査することになります。ときには解剖され、解剖にかかる諸経費を数万円請求されたケースもあります。

筆者の経験では、患者さんが心臓発作で突然死して、電話で呼ばれたとき、すでに警察が来ていることがあります。私が「この患者さんは私が診ている患者さんですからお引き取りください」というと、警察はほっとしたように引きあげて行きます。

亡くなったのが夜なら、朝まで待って、主治医に連絡して死亡診断書を書いてもらうほうが得策です。

28

死亡診断は急ぐことはありません。

第三章

地域包括センターを活用しよう

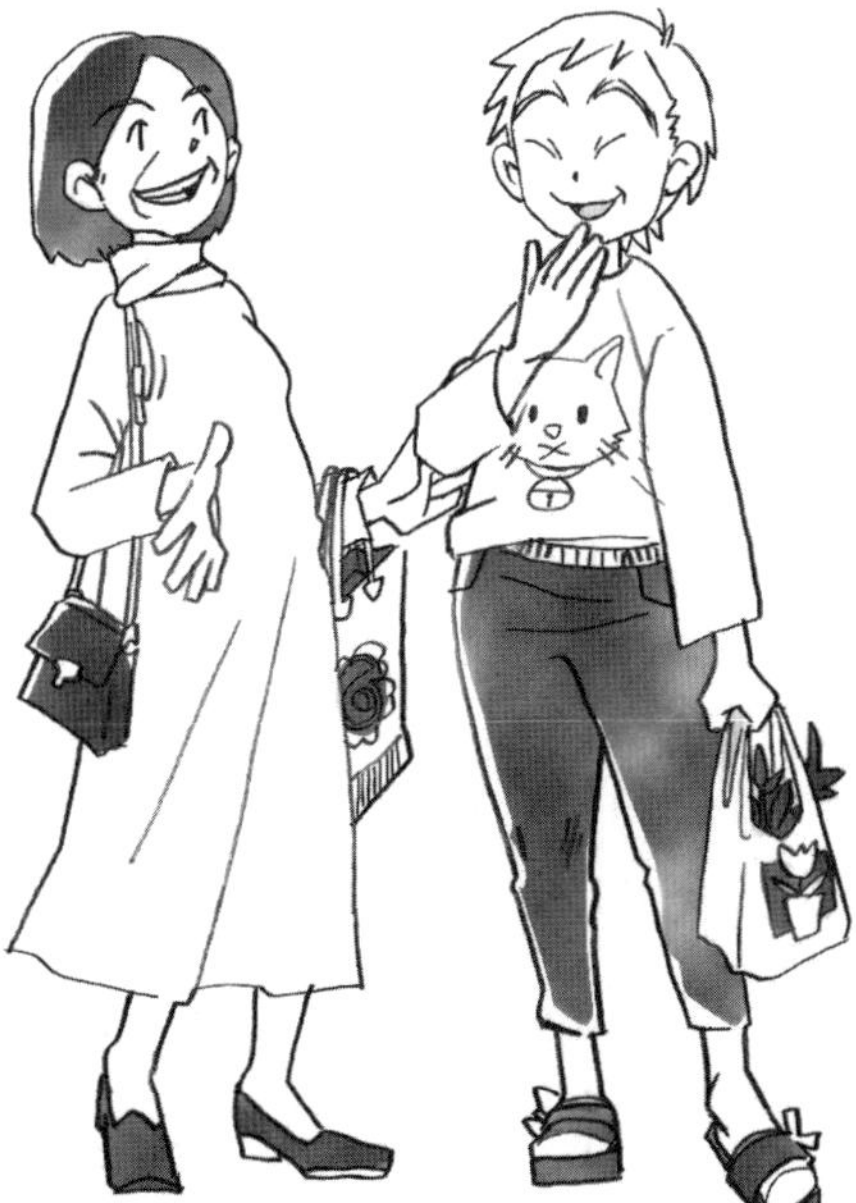

「よっこらしょ」ではじまるシステム

みなさんは、自分の地域にある「地域包括センター」をご存知でしょうか。ぜひどこにあるかチェックしておいてください。高齢者の医療、介護、健康維持などのよろずの悩みをワンストップで相談できるセンターで、中学校区に一つあります。とても便利なものです。いってみれば介護の「よろず相談係」といったところです。

センターには、社会福祉士、保健師（看護師）、主任**ケアマネジャー**（ケアマネジャーのとりまとめ、指導、相談などを行う役職）などが常駐しています。積極的なところとそうでないところがあり、活動に温度差があるのですが、不活発なところは、みなさんの活用が少ないから不活発なのです。どしどし相談の電話をかければ成長していくはずです。

「はじめに」でも書いたように、現在、各市区町村は、「地域包括ケアシステム」という、地域全体の福祉デザインをつくろうとしています。団塊の世代が後期高齢期に突入する２０２５年の完成をめざしていますが、そうは簡単にはいきません。試行錯誤を続けながら、地域の多職種と市町村職員、市民が協同してゆくものです。

このシステムの目的は、誰でも最期まで、住み慣れた家・地域で自分らしく生きるために、住宅、医療、介護、予防などのサービスを一体化したものです。一人暮らしでも、自宅で最期まで安心して生活することができるシステムといっていいと思います。

人は、年老いて亡くなりますが、突然亡くなる人は多くありません。だんだん心身が弱くなって、やがて体が動かせなくなり、食事ができなくなって衰弱し、呼吸が困難になり、最後に心臓が止まります。体が動かせなくなってから亡くなるまでの間が、数時間の人もいれば数年の人もいます。

人が老いていく間にはさまざまな不安がともないます。死や老いに抵抗したり、ジタバタしたり、いわゆる「アンチ・エージング」をして、少しずつ老いを受け入れ、死を見つめながら、それらを受け入れていくというプロセスがあります。

今までできていたことが、できないことに気づいて、「これが老いか」と実感します。しかし、気づくことと、それを受け入れることは同じではありません。理性でわかっていても気持ちが追いつきません。

老いを自覚し、ではどうするかを考え、行動するには理性と時間が必要です。実際に動けなくなったら、家族や近所の人、市区町村などの助けが必要になります。地域包括ケアシステムは、「そうなったらどう

ケアマネジャー（ケアマネ）　地域包括ケアの核になる国家資格。介護保険の利用者や家族の介護に関するさまざまな相談に乗り、どのようなケアを受ければいいのか計画（ケアプラン）をたて、訪問看護師、介護士などのとりまとめを行います。介護士に問題があればケアマネに相談し、必要なら替えることもできます。またケアマネそのものを替えることもできます。主任ケアマネは、その上級資格でケアマネのとりまとめ役です。

しよう」という不安に対応する仕組みです。

この仕組みは、行政だけでも、病院や介護事業所だけでもできません。街や村の人々の協力が重要です。たとえば一人暮らしのお年寄りを毎日見守ったり、買い物などを代わりに行ったりすることもその一つです。つまり、地域づくりがこのシステムの本質です。

まったくの理想論なら、市の担当者がパッパとつくってしまえるのですが、これを、いざ現実化させるには、みんなが少しずつ「よっこらしょ」と立ち上がらなければなりません。

人は死ぬまで誰かのために生きたい

私は、この「よっこらしょ」を、市民のアンチ・エージングにつなげることができればいいと思っています。つまり、誰でもが地域包括ケアシステムの仕組みづくりに参加することで、私たち自身が元気になるような、そんな仕組みがあるのが理想です。

たとえば、元気な高齢者が「見守り隊」を結成して、一人暮らし世帯を「見守りパトロール」することで、地域の人と交流したり、一日数千歩歩いたりすることができます。地域づくりにとって意味がある役割であり、交わりの機会であり、健康づくりに役立ちます。

私は、医療や介護の仕事に携わりながら、つかんだ真理があります。

「人は死ぬまで誰かのために生きたい」と望んでいることです。動けなくなっても、家族のことを心配し、周囲に気をつかって、できればタオルの一枚でもたたみたいと願うのが人間です。これは認知症の人でも同じです。娘や孫の「何もしなくてもいいのよ、おばあちゃん」という言葉は、優しい言葉ではなく、かえって冷たい言葉だと思います。反対に「あれもして、これもしてちょうだい」と何かを頼み、その結果がたとえ満足できるものでなくても、十分に感謝し、尊敬することこそケアのポイントです。高齢の人はどんなに体が弱ってもそれを望んでいます（もちろんムリをさせてはいけません）。

「いや、そんなことはない。うちのジィちゃんは勝手なことばかりいっている」という人がいるかもしれません。でも、よく考えてください。

孫に小遣いをやったり、大工仕事をしたり、頼んでもいないのにニュースの解説をしたりしたときは得意そうなはずです。誰かに何かをしてあげて嬉しいのは人間の本能だと思います。昔話を聞くだけでも、脳の活性化につながります。

私が人間ってそんなものかな、と思った事例があります。

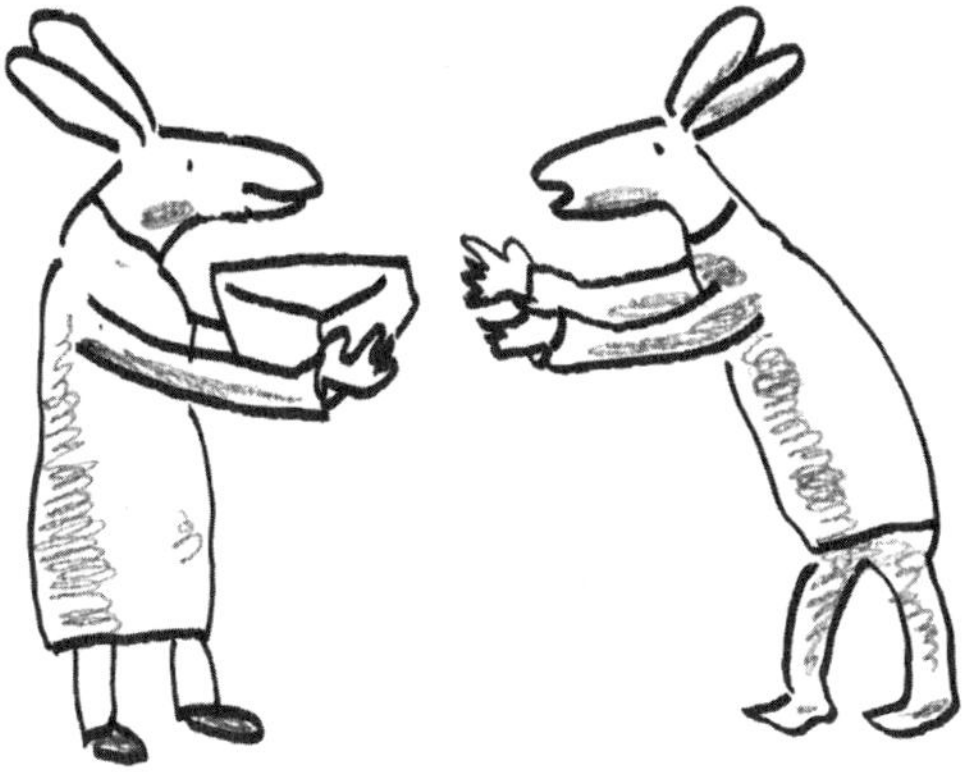

誕生日のプレゼントはもらうより、上げるほうが楽しい。

ある末期がんに冒された40歳代の女性は、骨転移による激しい痛みに耐えながら、高校生の娘の弁当のことを心配していました。もう亡くなるというとき、いちばん気にかかるのは自分のことではなく、愛する者のことでした。それも弁当というひどく生々しく具体的なことでした。母娘は元気なときはケンカをたくさんしたと思いますし、何日も口を利かないときがあったかもしれません。お互いに、こんな別れが来るなら、あのときケンカなんかするんじゃなかったと思ったに相違ありません。

しかし、人間というのは愚かで、そのときになってみないと、自分のいのちより大切なものが、生活の中に宝石のようにちりばめられているのに気づかないのです。

人は人のために生きているというより、何かをすることで心のつながりを求めているというほうが正しいかもしれません。認知症のお年寄りなら、タオルたたみを手伝うことで、誰かと心がつながっているという安心感がもてるのかもしれません。

究極のアンチ・エージングは、社会や家族のために生きたいという望みをかなえることでもあると思います。小さい子どもがだんだんできることが増えていくのと反対に、高齢になると、できることが少なくなっていきます。

運動をすると脳の神経細胞が増えてきて、脳の動きが活発化するという報告があります。反対に、動かなければ脳の働きも低下し、神経細胞が萎縮して抑うつ症状を呈することもあります。

独居ともなると不安は増大します。痛みが出てきたらどうするのか、誰に相談していいのか、急に夜中に動けなくなったらどうしよう、といった身体的な不安もあります。また、老人ホームや病院に入る場合、どのくらいの費用がかかるのか、家の掃除はどうするのか、自分が死んだあとの家屋敷はどう処理されるのかなどなど社会的な不安のタネを次々に思い描いてしまいます。

独居であろうとなかろうと、老いは社会全体で支えるものです。老いて退屈しているなら、隣のおじいちゃんの碁の相手をしてもいいし、親戚のおばあちゃんにソバの打ち方を教えてもらってもいいのです。

ですから、今後つくられていく地域包括ケアシステムを活用することは、自分がサービスを受け入れることだけではなく、サービスを提供する側にもなることです。それもまたアンチ・エージングにつながる生き方です。

「ケアマネごときが何をいう」

最近では、老人ホームなど施設で最期を迎える人が増えていますが、在宅での看取りは増えていません。さまざまな統計では、最期こそ、病院ではなく、気ままな自宅で過ごしたいと思う人が多くいます。もちろん病院で死にたいという人もいて、どちらが正しいというものではありません。

地域包括ケアシステムは、言い換えると、自由に死ぬ場所を選べるような地域をつくるシステムです。自由に死に場所を選ぶのは簡単そうなことですが、実は、非常に難しいのです。

たとえば、医師が、在宅で療養されている末期がんやＡＬＳ（筋萎縮性側索硬化症《きんいしゅくせいそくさくこうかしょう》）など重症のかたを見守る場合、頻回の訪問が必要です。しかし、医師一人ではカバーしきれません。医師とて病気になることもありますし、休日を確保する必要があります。そのため医師同士とか訪問看護ステーションとの連携が必要です。これが十分にできない地域では、難病の在宅医療は難しくなります。

多くの職種が連携しあうことを「多職種連携」といいます。病院なら主治医の指示で、すべての職種が機能的に動きますが、地域に広がっている独立した事業所が連携するには、いろいろな障壁があります。

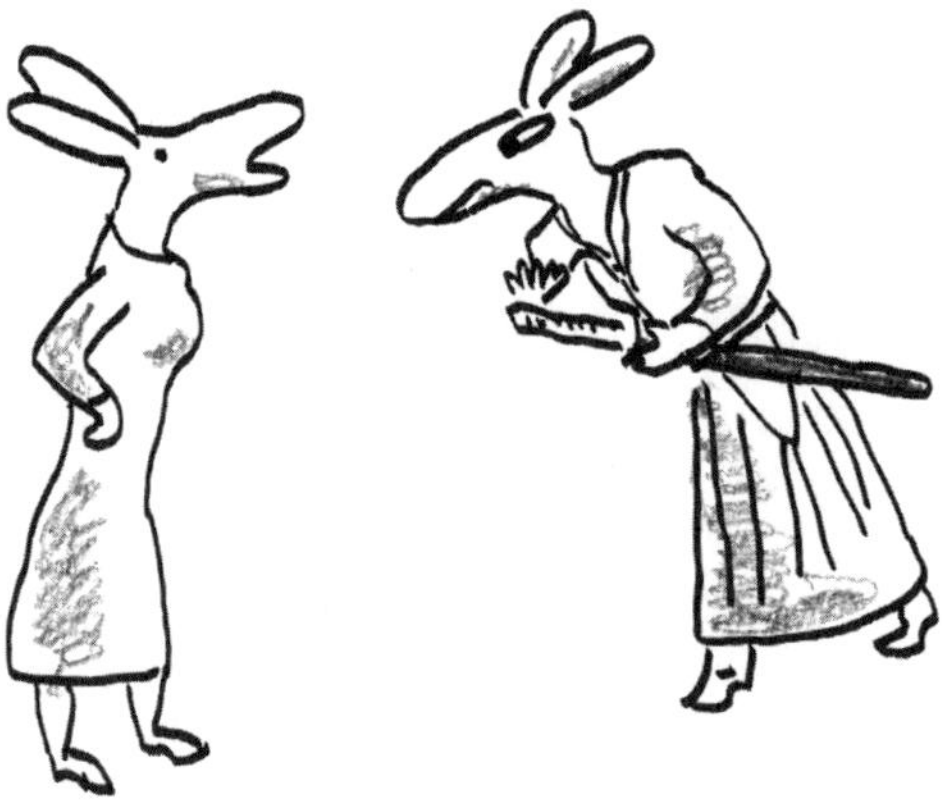

おのれ、ケアマネごときが・・・。

家族が介護で疲れきらないように、ときどきショートステイで患者さんをあずかることも必要ですが、がん、ＡＬＳ、重度障害がある場合など、介護が難しいとき、ふつうの介護事業所ではショートステイを受けることができません。そのときは、われわれのような**有床診療所**がショートステイの代わりとなって、数日、患者さんをあずかることもできます。これも地域包括ケアの考え方にそった活動です。

多職種連携では、医師、看護師、介護士のほか、歯科医師、薬剤師、リハビリ療法士、栄養士など非常に広い範囲の連携が必要になることがあります。

しかし、医師によっては、「連携」が苦手な人が少なくありません。医師は魚屋、八百屋のように「一国一城の主」という意識がありますから、頭《こうべ》を垂れてまで連携するのを嫌う傾向にあります。

病院では、医師の指示からすべての治療がはじまるため、看護師も薬剤師もリハビリ療法士も介護士も、医師にお伺いを立てないと何もできません。ほとんどの医師は、医学部卒業後の初期研修を病院で行うので、病院医療のヒエラルキー（ピラミッド型の上下関係）が身についてしまい、ケアマネジャーが医師にたてついたりすると、「ケアマネごときが何をいう」といった鼻息で反撃する医師がいます。

日本人は、相手から批判されることも、批判することも嫌う傾向があり、これが医師にもっとも強くあらわれていると思うことがあります。逆にいえば、医師の多くは上司からの命令には絶対的に従うという上意下達《じょういかたつ》の封建主義的世界で生きています。医師は、（本心でなくても）周囲の人が立ててくれる職業で

有床診療所　19床以下のベッドをもつ診療所。全国に約9000あり、地域の中軽度の症状の患者さんを中心に、病院と連携しながら、外来、入院治療を受け持ちます。有床診療所医師は、外来・入院医療のほかに、在宅医療を行う人が多くいます。
その場合、家の中にあがって談話しながら、孫からおばあちゃんまで数世代にわたってお付きあいすることになります。それによって地域住民の家族全体の病気・健康の情報が蓄積され、その家族の必要に応じて、小回りのきく医療が提供できるようになります。しかし、マルチで診療にあたるため24時間拘束になるうえに経営的には難しく、平成になってから有床診療所数は激減しました。今後の地域包括ケア時代には、ぜひ増えてほしい医療機関であると思います。

すから、それだけ頭を低くして人の意見を聞く姿勢が必要だと思います（自戒をこめていいます）。

地域での多職種連携には、まずすべての職種に上下関係はないという意識改革が必要です。ビクビクしないで患者さん（利用者）のためにズケズケいいあうことで、互いに垣根を取り去っていかないと多職種連携は成功しません。そういった意味でも、在宅医療は、医療の最前線であると思います。

泥臭く一対一で話し合う

地域で医療連携がしっかり機能していなければ、患者さんの病気を重症化させたり、亡くなるときの対応が困難になることもあります。家族にとっても、どこにも相談できないという状況が起こります。

医療というのは大病院でも小さな診療所でも、連携してはじめて機能するものです。風邪、小さなやけどや骨折程度ならそのかぎりではありませんが、糖尿病、脳梗塞、リューマチなど比較的重い疾患などでは、医療機関が「あうん」の呼吸で連携することで予後（治療後の症状）が大きく変わります。

地域の診療所同士の連携は、地域医師会（市区町村単位の医師会）が中心になります。医師会は診療所と病院の集まりで、病院・診療所の連携も話し合われます。

医師会では、医療連携のイニシアティブをとるほか、学校医、予防接種、休日医療当番など、さまざまな役を割り当てます。これらの地域医療の責務を担うのは面倒ではあるのですが、地域の人の健康を担っているという気負いもあって、開業医というのは、あんがい「地域愛」に目覚めています。

以前は開業すれば、まず例外なく市区町村医師会に加盟したのですが、最近では医師会の加盟率が下がっており、地域の医療連携に若干の差し障《さわ》りがあります。

とくに、訪問診療のみを行い、外来診療を行わない診療所は、広域で活動していることもあり、地域医師会に加入しないケースが少なくありません。若い世代は、思想的にも政治的にも医師会を敬遠する傾向にあり、やむを得ない現象かもしれません。この場合は、医師会を通さない「場外連携」になります。

とはいえ、医師会は、地域でもっとも組織力があり、行政との関係も強いので、医師会が、病院などと相談しながら、地域連携システムの核になることが理想です。

私のいる千葉県松戸市でも、市医師会が市役所とともに、地域包括ケアシステムの構築を進めています。地域医師会がその気になって、医師以外の多職種との連携に力を入れるようになると、それぞれの専門職が連携に向けて大きく動き出します。

地域でばらばらになっている専門職や専門機関が、一つの病院のように機能することが地域包括ケアシ

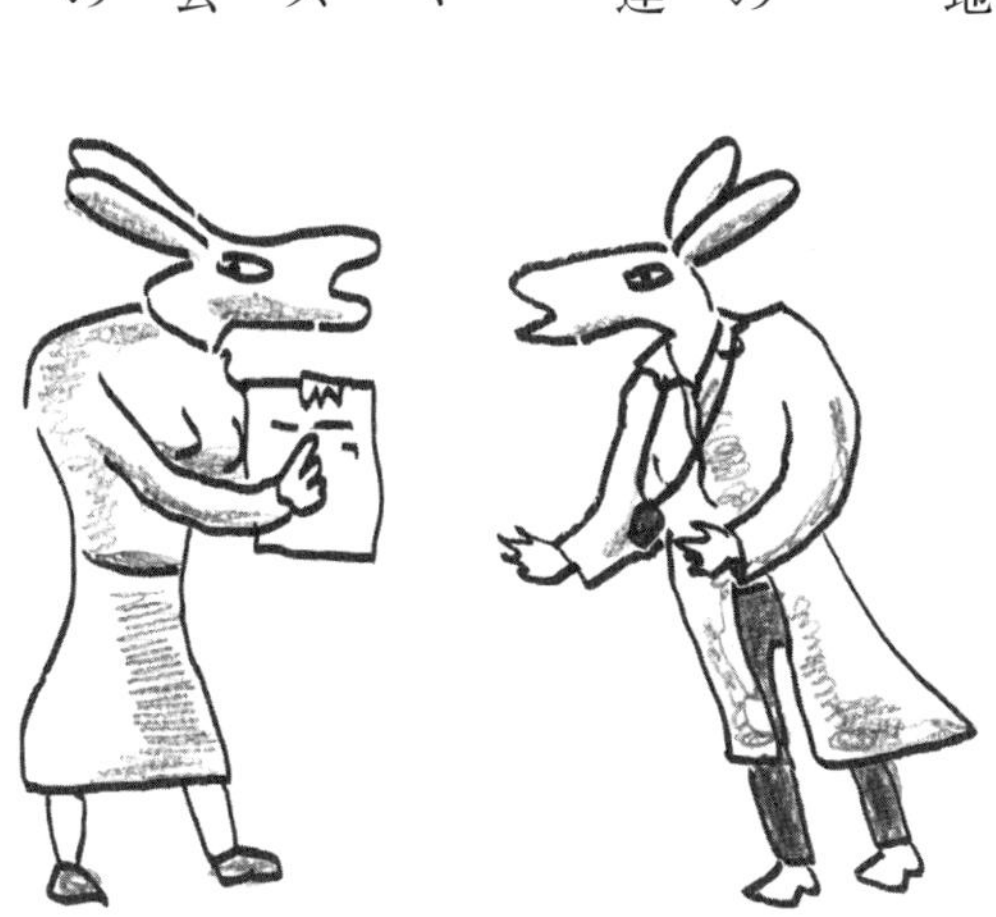

ズケズケいいあうことが大切。

ステムのねらいです。システムといっても、最終的には、泥臭く一対一で唾を飛ばし合って話し合うことになります。

ケアマネは連携の要

現在、その最前線として連携の核（結節点）になっているのが、「ケア・カンファレンス（ケア・カンファと略される）」です。介護保険で制度化されているもので、地域の医師、看護師、介護士、ケアマネジャーなどさまざまな職種が必要に応じて集まって、一人ひとりの患者、利用者の事例を話し合います。

医師と介護士が連携する場にもなっていて、「この患者さんには、こんなケアをすると生活しやすくなる」「この利用者さんは訪問リハビリをすると自分で入浴できるようになります」といった話し合いを行います。

集まる場所は、利用者宅や診療所などで、「何時何分集合」の号令のもとに、必要な職種が集まり、家族とともに話し合います。だいたいは医師の都合に合わせてもらっています。テーマは、病気を治すことより、生活の質（ＱＯＬ）を上げることを優先させます。

ケア・カンファの進行役はケアマネジャー（ケアマネ）であり、ケアマネは地域連携の要《かなめ》になります。ケアマネの責任は重大です。医師にとってしっかりしたケアマネは頼もしい存在です。

しかし、ケアマネの中には、事務所に閉じこもってケアプランをつくることに汲々《きゅうきゅう》としている人がいます。後述するようにケアマネは、もっと足を使って情報を集め（どこにどんな医師がいて、どんな性格の介護事業者があるかなど、医師にとっても利用者にとっても役に立つ情報を集め）、人間と人間をとりまとめる技を磨いてほしいと思います（ケア・カンファを上手に手早く仕切る技術も磨いてほしいというのも本音）。

場外格闘ではなく、場外連携する、医師会に加入していない若手医師でも、ケア・カンファに参加して、「じゃ、何曜日の夜はわれわれが訪問しましょう」などと手をあげてくれます。

一国一城の診療所医師は、自由気ままで連携を嫌う傾向にありますが、「連携なき医療」はムダが多いだけではなく、患者さんのＱＯＬどころか命を損なうことさえあります。地域連携がいかに重要かは、専門職以外の人にも知ってもらいたいと思います。

危機一髪で助かる

ふつう脳梗塞などで急性期を脱して病院を退院すると、自宅や施設に戻ります。通院できない場合、訪問診療（在宅医療）がはじまります。

病院医師と訪問医師は、退院時カンファレンスや紹介状を通して連携します。ケアマネは退院前にベッドサイドに行って、患者さんや家族と話しながら、退院後のケアプランをつくります。介護認定が下りるには最低一か月かかりますが、申請時点で介護サービスを受けることができます。ケアマネは、家の近くの地域包括センターなどに電話すれば紹介してもらえます。

地域包括センターとケアマネは、地域住民が「**介護難民**」にならないように努めますが、ときどき日の当たらない「谷間」ができます。

こんなことがありました。

独居の50歳代の糖尿病の人で、アルコール依存症があり、血糖値は300~400㎎/dlという異常値で、すでに脳梗塞を起こして片麻痺がありました。65歳以下ですが、加齢による要介護状態と認定され、介護サービスが入っていました。しかし、2か月に一度の福祉タクシーでの通院が可能であったため、訪問医療は入っていませんでした。

ところが、本人は規則的に服薬しておらず、血糖値のコントロールができなくなっていました。2か月に一度診察する病院医師は、「薬の効きが悪いなあ」くらいに思っていたようです。病院医師と訪問医師では、患者さんの生活状況の把

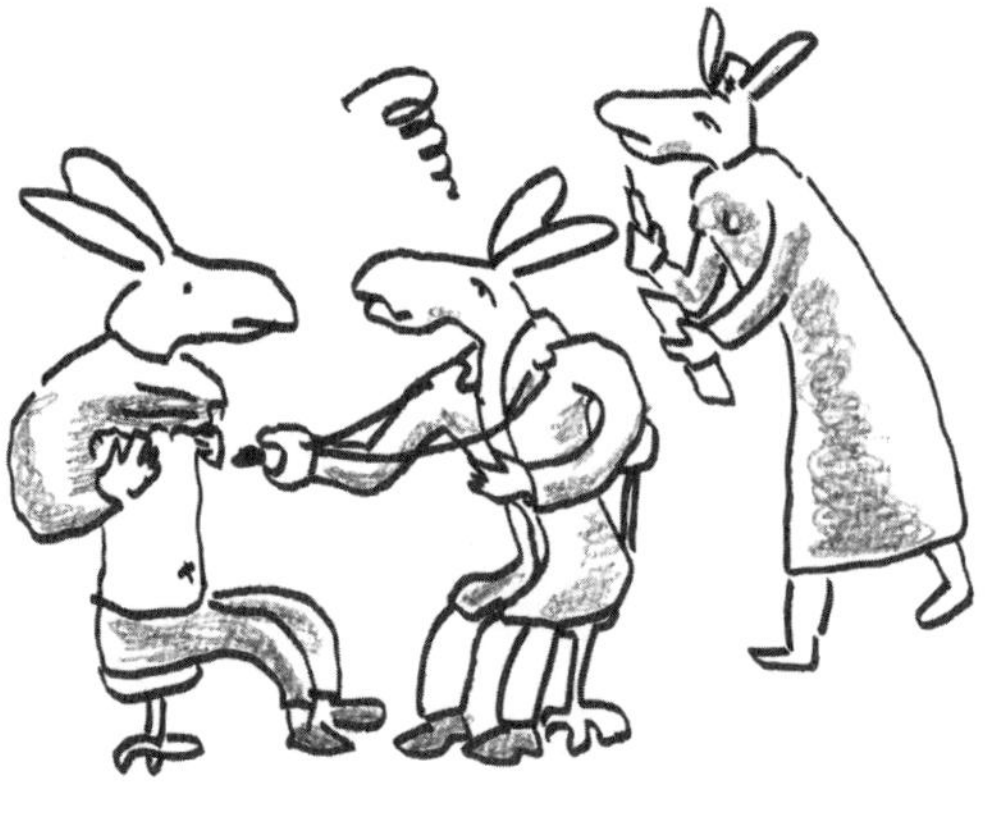

薬の効きが悪いなあ。そうすか。

握の仕方がまったく異なります。病院医師は、患者さんと向き合う数分間で、患者さんの症状を把握しなければなりません。しかし、訪問医師は、患者さんの家で、家族の様子、家の状況とともに患者さんや家族とじっくり話をして症状を把握できます。

このままなら、この患者さんは症状を重篤化させ、場合によっては亡くなっていた可能性があります。しかし、ケア・カンファの席で、男性を担当していた介護士の話を耳にしたケアマネが男性の状況を察知し、すぐに病院の担当医に通報しました。そこではじめて男性の生活状況が明るみに出て、病院の担当医からわれわれの診療所への訪問依頼がありました。

それまで、病院医師は患者さんの生活状況を把握しておらず、介護士は、血糖値管理など医療の中身についてては理解しないまま片麻痺の介護に専念していました。

医療と介護の狭間で、男性はしばらく放置されていたわけです。ケア・カンファで、介護士から患者さんの状態を聞いたケアマネが、服薬できていないことに気づかなければ、男性は早晩、失明、足の切断、人工透析といった状況に陥っていたはずです。とうぜん男性にとって今よりつらい人生が待っていました。

介護難民　いうまでもなく、介護需要に対して、介護事業所、訪問介護、訪問看護などの介護資源が不足することによって起こります。ただし、介護や医療の場合、単なる需要と供給の関係は成り立たず、本文にあるように、さまざまな複雑な事情があります。経済的な問題や家族関係もからまります。また要介護度と介護量が単純に比例せず、簡単な介護で自立可能な人もいれば、身体機能は高いのに認知症などで重介護の人もいます。必要な介護を必要な量だけ提供することができないことも難民化の原因になります。

それだけではなく医療費も大きく支出されていたはずです。

訪問介護が入っていれば問題はないかというとそういうわけでもありません。ふつう、介護士はケアマネがつくったケアプラン通りに活動し、それ以上の判断はしません。

たとえば、利用者の体に**褥瘡**《じょくそう》につながる発赤《ほっせき》をみつければ、医師に相談するなど対応できますが、発赤はもしかしたら虐待のあとかもしれません。虐待の場合は、家族への対応が必要になります（虐待を単純に家族の「犯罪」と考えてはいけません。家族が介護によって追い詰められていることがあります）。しかし、介護士がその疑いを上司などに報告しなければ、虐待が続く可能性があります。それは本人だけではなく、家族の心をもむしばみます。介護士の観察力と勇気が問われるところでもあります。

「天網恢々疎《てんもうかいかいそ》にして漏らさず」という言葉がありますが、地域多職種連携の谷間はどこにでもあります。ケアマネが、耳を大きくして情報をかき集めることがいかに重要か、またケア・カンファが地域住民の健康状態を知るための生命線になっていることを示していると思います。

医療機関連携は進んでいる

地域包括ケアシステムは、一般の人には関心が少ないと思います。何しろわれわれ専門職でも、どのようなものになるのかイメージしづらいのです。「こうすれば理想的だ」というものならイメージできるのですが、それをつくるためには、誰もが手弁当で、ひざを突き合わせて話し合い、足で稼いでいかなければなりません。

というのは、先述の通り、地域包括ケアシステムでもっとも重要なのは連携です。システムは、市町村が地域の特性に合わせて策定するものですが、もともと地域連携がうまくいっていない地域で、理想的なシステムのイメージをつくったからといってうまく連携できるわけがありません。

病院と診療所の間では、患者さんの「紹介、逆紹介」（診療所→病院、病院→診療所）がだいぶ進んでいます。カルテもほとんど電子化され、きれいに印刷された紹介状を、紹介先医療機関に持参するのはどなたも経験があると思います。

地域によっては、厳重なセキュリティ管理のもとで、医療機関同士が電子媒体でカルテをやりとりしているところがあります。患者さんが病院に到着する前に、医師同士がカルテを見ながら電話で話をしていると何かと便利です。病院の専門医と開業医が、互いの視点を学び合うこともできますし、連携の糸が太くなれば、いざというとき電話一本でさまざまなことが解決できます。

褥瘡　体の重さで体の一部に圧力が集中し、そこにずれなどの摩擦がかかることで、血流が停滞して細胞が壊死《えし》して起こる症状。発赤にはじまり、骨に至ることもあります。逆に骨のほうから皮膚へと壊死が進む褥瘡もあります。圧力、摩擦のほか、栄養状態の維持・改善、清潔保持も予防に欠かせません。

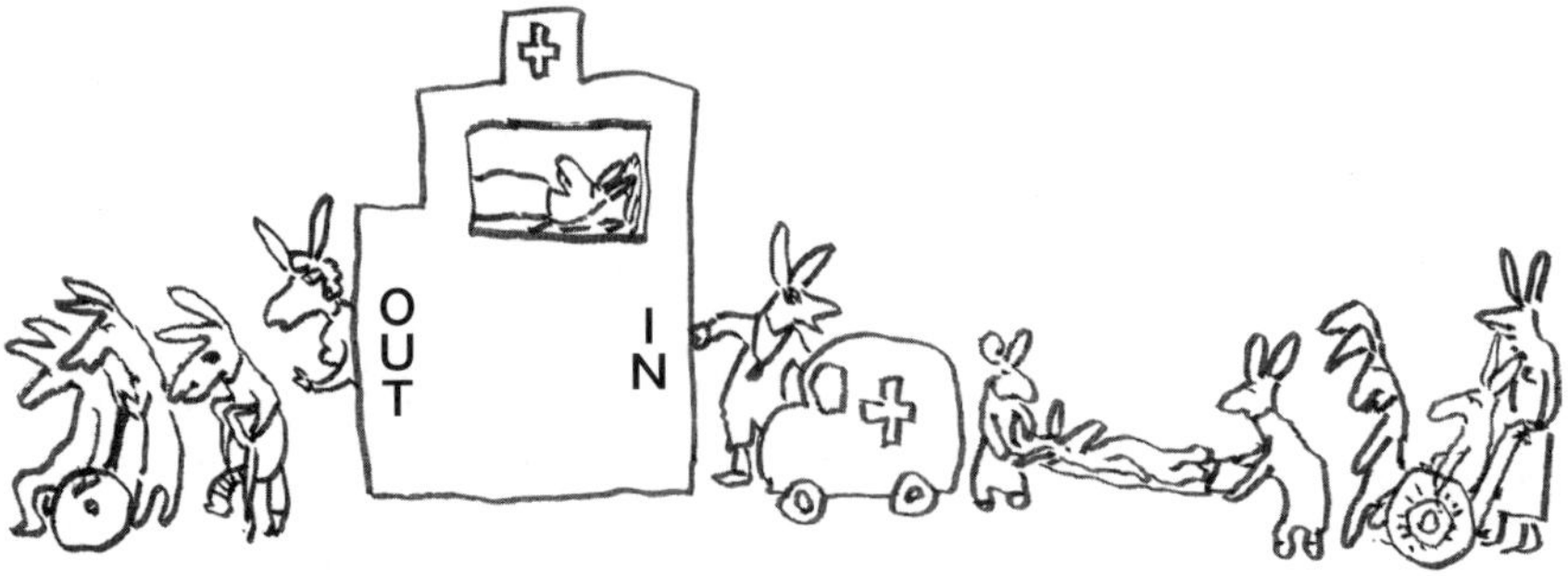

病院のベッドの回転率をあげることが病院の使命。

病院には、「地域連携室」（医療相談室など名称は病院によって違います）というものがあり、地域の診療所とふだんからネットワークをつくっています。病院はある意味でアパート経営に似ていて、空きベッドを少なくし、新しい患者さんを次々に受け入れる必要があります。ただアパートと違って、なるべく患者さんには早く退院してもらうほうが病院としては助かります。

というのは、入院期間が長くなると診療報酬が下がるシステムなので、長期入院の人が多いと病院全体の収益が減少します。救急病院には常に新しい重症患者さんが必要です。それだけの医療設備と医療スタッフを常備しているので、ベッドに「空き」が出ると困るけれど、長くいてもらっても困るのです。とくに三次救急病院（救命救急センターがある大学病院クラスの病院）の在院日数はかなり短期間となっています。

10年以上前までは救急病院でも数か月間のんびり入院してもらっていたのですが、今は早く退院させ、ベッドの回転率を上げることが病院の使命になっています。そのため、病院の「医療連携室」の仕事は、患者さんのためというより、病院経営のために、診療所とのネットワークをはかり、診療所から受け入れた入院患者を早く退院させることに忙殺されます。

患者さんが急性期医療を終えてから、また元の診療所に戻ることで連携は成立します。診療所にとっても一定数の患者さんを確保するためにこの連携は意味があります。

患者さんが病院から自宅に戻っても通院できない場合は、訪問診療医に紹介されます。そのほか、リハビリ病院、療養型病院などへ転院となります。これらの医療機関連携は、問題はありますが、ある程度うまくいっているといえます。

医療モデルと生活モデル

みなさんが頭に入れて置くべき知識として少しまとめておくと、救急病院（一般病院）では、高度医療をほどこすために、常に「鮮度の高い」重症の患者さんを必要としており、必然的に治療優先になります。このような治療中心の考え方を「医療モデル」と呼びます。

医療モデルに対して、患者さんのＱＯＬ（生活の質）優先の考え方を「生活モデル」といいます。

医療モデルとか生活モデルといった言葉は重要ではないのですが、病院治療の医療モデルでは、投薬、手術といった、身体に負荷をかける「侵襲的《しんしゅう》」な治療のために、ある程度生活が制限されます。生活モデルとは、病状が落ち着いて退院し、自宅などで生活する場合、病気の治療を主眼とするのではなく、生活の質（QOL）を上げることをメインに考えることです。

たとえば、医療モデルなら、食事は「おいしい」「楽しい」という価値観より、栄養価、塩分量などが基準になりますが、生活モデルなら、食事をどうしたら楽しめるかに焦点が移り、食欲をなくすような治療を手控えることがあります。食欲が増進すれば、体力がつき、細胞の代謝が高まりますから、病気に対する抵抗力が増します。生活モデルでは、そのような面から治療を工夫します。

この2つのモデルは対立する考え方ではなく、並列するものです。退院後に在宅医療に切り替えられる場合は、病院退院時に、退院時カンファレンスなどを通じて、病院専門職から在宅チームへ引き継がれます。いうまでもなく地域包括ケアシステムでは、生活モデルが中心になります。とくに最後の看取り期になると、ケアが中心になり、ほとんどの場合、治療が不要な代わりに、ゆっくりとした時間の流れに身を任せることになります。救急病院では看取りはできません。この時期に肺炎などで病院に入院すると、医療モデルにギアチェンジされ、身体にストレスがかかる治療が行われます。

医療モデルには医療モデルの技術とスタッフが必要であるように、看取りを行うには、生活モデルを理解した訪問医療と介護の組み合わせが鍵になります。医療モデルと生活モデルは、どちらも大切ですが、住民（利用者・患者）は、使い分ける智恵を養う必要があります。

医療と介護の連携はこれから

医療機関同士の連携は以前に比べると進んでいますが、ほんとうに医師同士が患者をめぐってきちんと連携しているかどうかは課題が残ることではあります。

そのこと以上に、問題は医療機関と介護事業所の連携が進んでいるとはいえないことです。

理由は、先述のように、医師の意識が「医療モデル」から抜け切れないこと、またそのために介護士が医師と対等にものが話せないことが大きいと思います。意地悪くいうと、医師が地域医療の「殿様」とすると、介護士は「足軽」といった意識がお互いにあります。

一般の利用者は、「訪問看護」と「訪問介護」を区別していませんが、看護師と介護士とはそれぞれ役割が違います。

訪問看護は、がん、ＡＬＳ（筋萎縮性側索硬化症）など高度な医療処置が必要な人に向いています。訪問看護師は、より医師に近い立場で、医学的な処置を行います。たとえば血圧測定などによる体調管理、包帯の交換、痰《たん》の吸引などです。

訪問看護サービスは、主として看護師が訪問し、訪問介護より利用料が高くなります。訪問介護と訪問看護の使い分けは、主治医、ケアマネと相談してください。

訪問介護サービスでは、医学的処置は行わず、利用者のQOLを守る役割です。最近、痰の吸引などが研修によって介護士でもできるようになりましたが、これとて看護師の指導の下で行うことが条件になっています。

つまり医療処置については、かなり細かく法律で決められていて、介護士ができることは限られています。これらは能力ではなく、法的に定められた職掌《しょくしょう》です。看護師の場合、医学的な知識・技術がより高いことから、介護士より「ワンランク上」という認識があり、実際に収入も高くなります。ですから医師が「殿様気分」なら、看護師は「一の家来」「二の家来」気分になり、看護師と介護士の間に、ちょっとしたすきま風が吹くことがあります。

先述のように、病院医療の世界は、科学的というより、医師をヒエラルキーの頂点とした世界です。しかし、人間は「気持ち」で生きている生き物ですから、こういう権威に対しては反発したくもなります。

ですから、医師は、介護士に対して、ざっくばらんに話ができる雰囲気をつくる必要があります。これは患者さんに対する姿勢と同じです。患者さんのことを第一に思っている医師でも、医療ヒエラルキーには鈍感で、介護士を頭からバカにする医師がいます。しかし、これは大間違いです。医師が積極的に介護士の話を聞く姿勢をもたないと、患者さんの理解もできません。介護士は、患者さんに日常的に接していて、患者さんやその家族の全体像を医師以上に把握しています。

医師は、二週間に一度訪問して、患者さんの話を数十分聞くのが精一杯です。それでも外来や入院で患者さんをみるより、はるかに患者さんのことをわかっているつもりになるのですが、介護士の言葉には大きなヒントがあります。介護士の情報をいかせなければ、看取りの医療はできません。

「患者さん」と「利用者」の間

介護士にも問題がある場合があります。すべての介護士が「すばらしい力」を発揮しているというわけではないし、とくに介護士を束ねるケアマネのリーダーシップや情報力が弱いと、医療・介護連携がうまくいきません。お互いに助け合い、育て合う関係をもっと密にしていきたいと思います。

訪問医療は「生活モデル」であると先ほど書きましたが、医師である以上、どちらかというと病気を中心に考えます。その人の症状、体温、血圧、血糖値、炎症の有無、肝機能の数値など医学的な管理に目が向きがちです。

また訪問医療では、相手は「患者さん」ですが、介護では「利用者さん」であり、その人やその家族を病気だけではなく、全人的に支える仕事です。

医療と介護の連携が不徹底であると、利用者やその家族が不安になり、意味もなく救急車を呼ぶなど安定的な看取りができません。家族や介護士が、ふだん医師から必要十分な知識を得ていれば、いざというとき安心して対応できます。

介護士は、医療者と利用者の間に立って、自分の立場から意見を主張する必要があります。少なくとも、わからないこと、疑問に思うことはどんどん医師などに聞いて知識を広げてください。介護士は、利用者の生活状況、家族事情をよく知っていますが、医師への遠慮（恐怖？）があってなかなか話ができないようです。話をしても単刀直入ではなく、遠慮がちに遠回りに話して、結局、要領を得ないということになりかねません。

医師は、介護士の話に謙虚に耳を傾け、相手の言葉が足りないようなら、こちらから「こういうことかな」くらいの助け船を出してほしいと思います（まあ、これも自戒）。この対等な関係がないと、「患者さん」と「利用者」の深い谷間を埋めることができません。

介護士は、地域に密着していることから、利用者家族などを通してさまざまな地域情報を耳や目にしています。この情報を吸い上げるシステムも必要です。

地域に医療・介護ネットワークがしっかり根付いていないと、地域包括ケアは機能しないし、一人暮らしの人でも安心して自宅を死に場所として選べません。今は、一つ二つの事業所のがんばりで何とか一人暮らしの人の医療・介護を支えています。しかし、将来的に超高齢社会が進み、より本格的な「多死時代」がやってきたらそうはいきません。

利用すればするほど強くなるつながり

どの地域にも、さまざまな問題が山積しています。ふつうに生活していると見えない「事件」が、訪問医療や介護の現場では日常茶飯にぶつかります。超高齢化が進めばさらに増えていくことになることが予想されます。

たとえば、認知症の人の一人暮らし二人暮らし（いわゆる「認認介護」もその一つ）が増えていますが、このことも今のところ出口が見えない問題です。必ずしも認知症の人が原因ではないのですが、車の事故も多発していますし、家がゴミ屋敷になってしまうこともあります。

高齢になり、刺激がない生活を送っていると、誰でも廃用性の認知症状が出ます。先述のように、使わない筋肉細胞、神経細胞などが萎縮《いしゅく》し、心身の機能が衰えることを廃用《はいよう》症候群といいますが、廃用性の認知症になると、整理ができなくなり、次第に家は雑然としてきて、汚れが溜まり、極端な場合、「ゴミ屋敷」状態になります。認知症の人でも、介護保険制度を利用しない人は多くいます。とくに一人暮らしの場合、本人

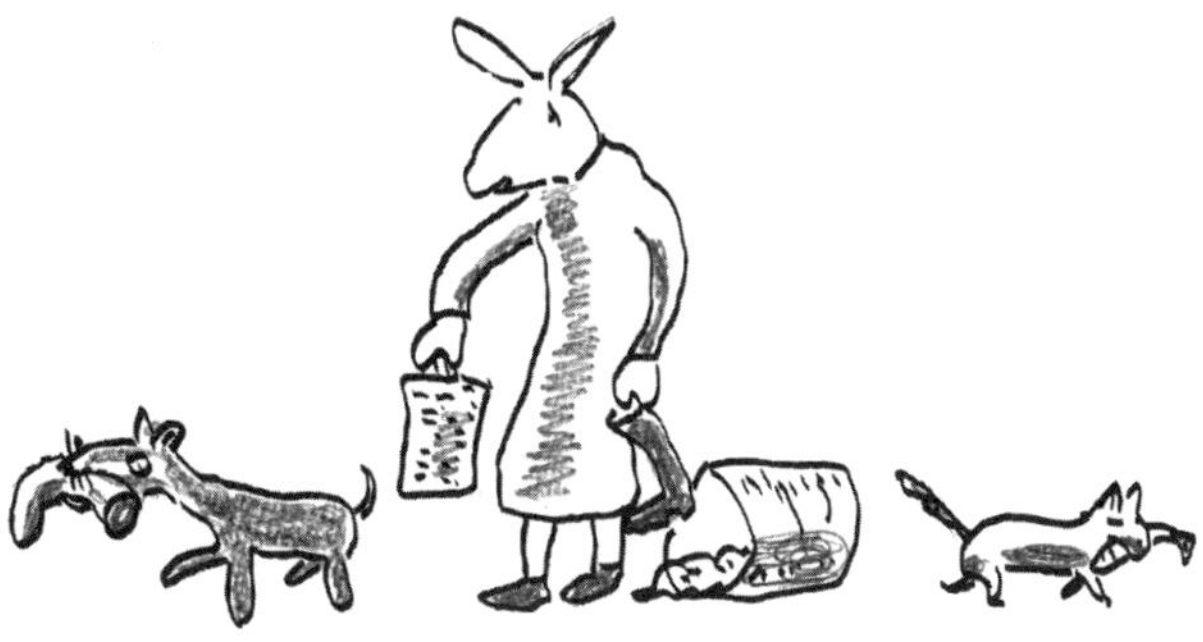

生活には刺激が大切。

は介護保険を利用するという気持ちも知識もありませんし、手続きもできません。高齢者の孤立化、認知症の発症、屋内外のゴミ屋敷化はセットともいえます。

家の外からはなかなか見えないのですが、地域包括センターに、そういう情報が寄せられると、われわれの医療機関に連絡が入ってきます。たとえば、「10年間、お風呂に入っていない人がいますがどうしましょう」という連絡が入ったことがあります。

10年間風呂に入らないのは、個人の勝手なのですが、衛生の問題もありますし、周囲に対しては悪臭の問題もあります。しかし、どこに相談していいのかわからないので、とりあえず相談窓口のあるわれわれに連絡が入りました。ここには入浴施設がありますし、対象となる人は何らかの医療的対応が必要かもしれません。地域包括センターの保健師には、われわれは、「医療設備付きの入浴施設」といった便利さが愛されているようですし、われわれにも、小回りのよさで地域貢献しているという自負があります。

認知症になると、入浴を嫌う人が少なくありません。入浴には精神的なモチベーションが大きく、入浴して「さっぱりする」というのは、本能的なことではなく、われわれ日本人の文化意識に関わることのようです。このモチベーションがないと、入浴はエネルギーばかり使う労働です。風呂を焚くにも、結構、複雑な手順が必要ですし、洋服を脱いで裸になったり、湯に浸かるのも面倒になります。われわれでも、全力ダッシュで100メートル走れといわれたら、よほどのご褒美がないとその気になれません。入浴を楽しむ気持ちを失った認知症の人にとって、入浴は寒いし、疲れるだけです。

この方の場合、われわれの診療所で、例の慣れた看護師が入浴させると、「気持ちよかった」といい、そのまま温泉宿に入った気分になったのか、入院を希望して数日入院しました。この間、とりあえず介護保険制度を使って、介護士が家を掃除しました。このような方を今後、どのように地域で見守るか地域社会の課題です。

一ついえることは、地域連携というのは、不思議なもので、利用すればするほど強化されます。われわれも一つの問題に対して、どのように対処して、誰と連携すればいいのかだんだん気づくようになります。一つの系の神経細胞のネットワーク回路は使えば使うほど強化されるのに似ています。お手玉を練習すると、脳や筋肉の動きが強化されて、次第にうまくなるのと同じです。得意なものはますます得意になります。

今でも地域に埋没している課題は限りなくあります。地域を巡回する介護士やケアマネなどがそれらを見つけ、地域の問題として掘り起こしていくと、おのずと解決策は少しずつ見つかってゆくと思います。そのことを意識する人々が増えてゆくことで、地域のネットワーク力は少しずつついていくことになると思います。

第四章

在宅看取りを選ぶために知っておくこと

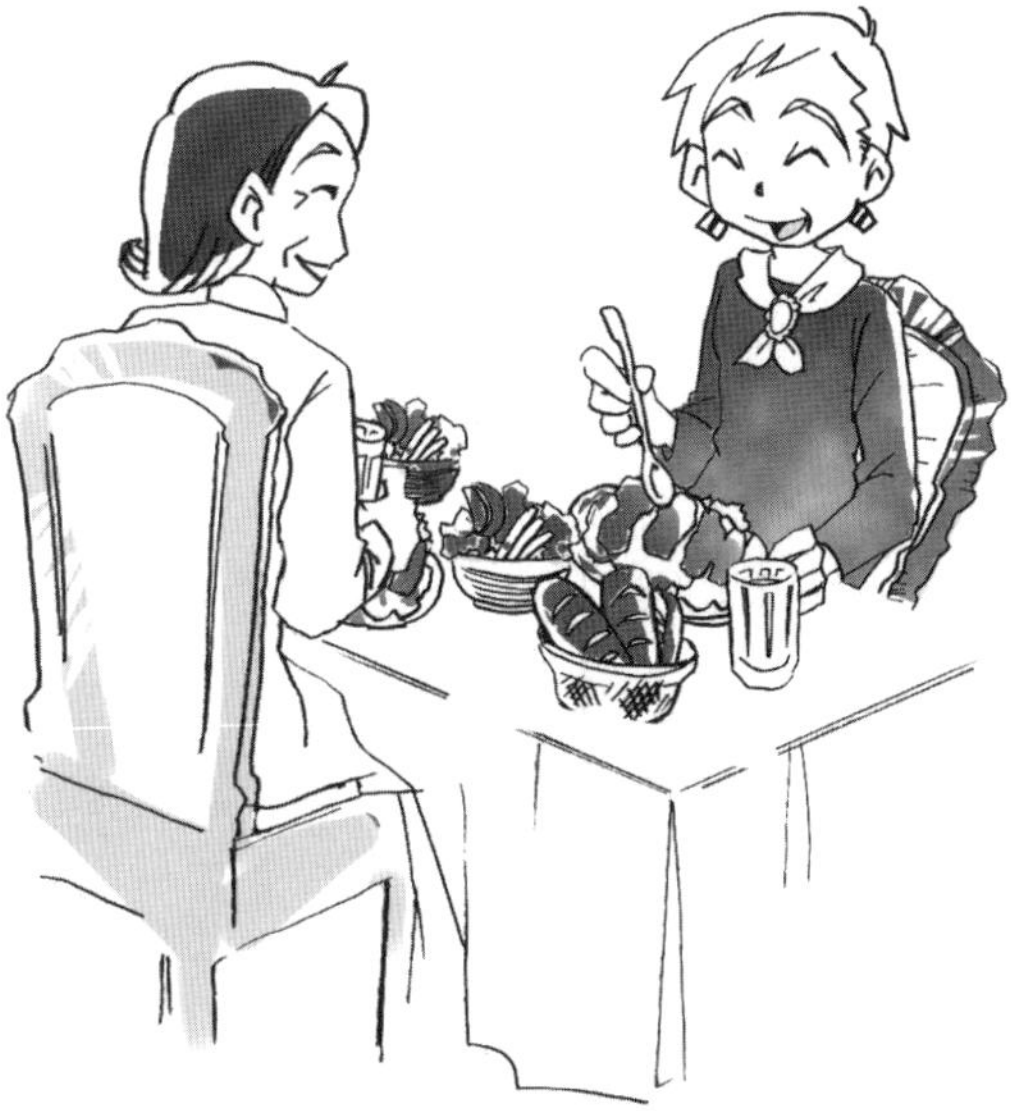

在宅医療の主役は看護師

先述しましたが、訪問介護をご存じの方も、訪問看護の役割をご存じない人がいると思います。

訪問看護は何をするかというと、訪問医師の補助などではなく、主役といってもいい過ぎではありません。これは、私がいつも世話になっている訪問看護師へのお世辞ではなく、訪問診療を積極的に行う医師のほとんどが異口同音《いくどうおん》にいいます。

重度の疾患や後遺症があって、在宅で看取りを行う場合、訪問医師を選ぶことも大切ですが、訪問看護師を選ぶことでＱＯＬはかなり異なってきます。

利用者（患者）さんにとっても、訪問看護師は、医師ほど敷居が高くなく話しやすいのも決め手です。訪問看護師に相談してから訪問医師を決めるという方法もあります。多くの訪問看護ステーションは24時間体制で運営を行っていますから、頼りになる看護師は、利用者だけではなく、医師一人の診療所にとっても心強い味方です。

当院での24時間体制は、看護師の力なしには完成しません。当院では月曜日から金曜日までは在宅医療の待機として看護師と事務員が泊まっています。そして、多くの夜間の救急処置は看護師さんで事足ります。医師は、当直の翌日も通常勤務をしますから、夜間救急を一人でこなすとかなりきつい勤務になり、睡眠不足でミスも起こりえます。もちろん、必要な場合には医師が往診をしますが、看護師が防波堤になってくれるので、その機会は多くありません（看護師は、夜勤明けには睡眠時間がとれます）。患者さんも、夜中に電話をするには看護師のほうが電話しやすいということもあります。

現在、わが国では死亡診断は医師にしか行えません。ですから、亡くなった場合には夜中でも医師が訪問をしています。しかし、地域によっては、夜中に亡くなった場合にはまず看護師が訪問をして、死亡を確認し、医師は、翌朝、死亡診断書をもって訪問するところもあります。これは効率的な方法です。

患者さんが亡くなった場合、医師の役割は、死亡診断書を書き、ゆっくり遺族と向き合って看取りのあとのコミュニケーションを行うだけです。このコミュニケーションはとても大切です。「**グリーフケア**」ともいい、家族と医療者が心を通わせて、死者の霊を慰めるときでもあります。

しかし、看取りの時期にある家族の中には、亡くなったとたんに、あわてて、「すぐ来てください」と電話口で大声を出す人がいます。むしろそういう家族は多いのですが、先述の通り、死亡診断を急ぐこと

グリーフケア　直訳すると、「悲しみのケア」になります。家族の心によりそい、共感して、慰めることをいいます。看取りにおいて、とても大切な行為です。亡くなったあとだけではなく、生前から「われわれも、ともによりそいます」という心と姿勢をあらわすことで家族は安心できます。そして、看取りが終わったら、家族の心労に対して報いる言葉をかけ、後悔のない実り豊かな時間であったことを確認してもらうことが医療者の務めです。看取りを終わった家族の多くは、「これでよかったのか」などさまざまなことを後悔しています。医療専門職の言葉は、家族にとって強い慰めになります。

はまったくありません。心を整えて、死者の一生に思いを馳《は》せていただきたいと思います。亡くなったとき、どうしたらいいのかも、訪問医師や看護師と相談してください。

いずれにしても、話しやすく、頼りになる看護師は、訪問医師にとっても、利用者にとっても心強い存在になります。ですから、がんなど医療処置の多い方の看取りのとき、医師だけでなく良い訪問看護ステーションとの出会いも大切です。

リハビリの観点から在宅医療をみる

訪問（在宅）医療・介護にはさまざまな職種が参加します。医師、看護師、介護士だけではありません。あんがい知られていないのはリハビリ専門職（OT、PT、STなど）の活躍です。初期の段階でリハビリ療法士が訪問して、体の動かし方や運動習慣をつくることで、生活の幅が広がり、ＱＯＬが高まることがあります。自力でトイレや風呂に入《はい》れるようになったり、スポットでリハビリを行って、車いすで遠足や旅行をする準備もできます。

とくに、退院直後は、手取り足取りのサービスがあった入院生活とは異なり、いろいろなことができなくなった自分を感じて、心が落ち込みがちです。そういうとき、体を動かすことで気分転換することができます。ＳＴによってコミュニケーション力を訓練することも重要です。リハビリは筋肉をつけるだけで

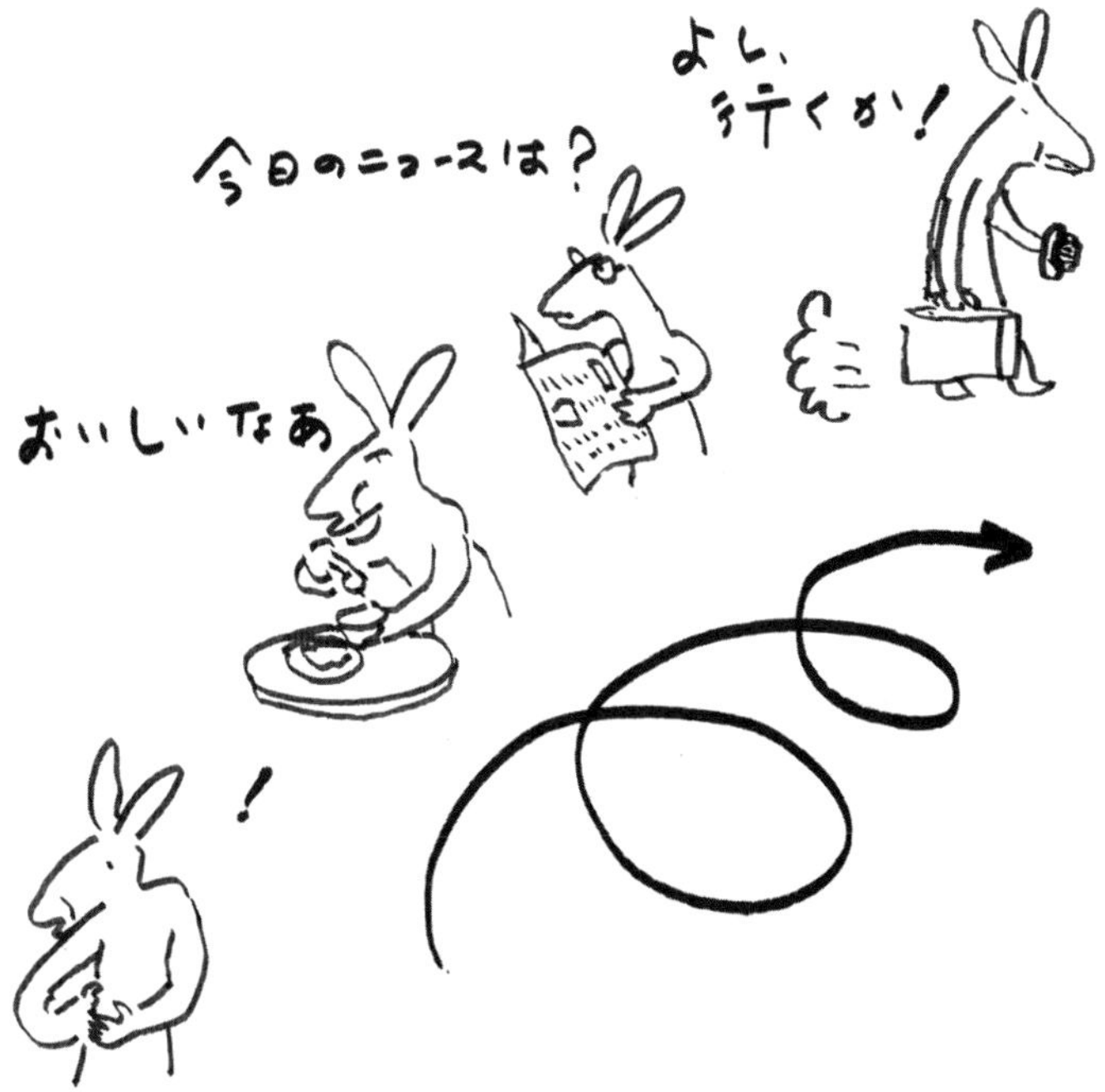

「そうだ、ふるさとに行こう」➡食欲が出てくる➡脳がクリアになる➡筋力も実行力もつく

はなく、心を解放します。

高齢になって重要なのは、身体機能の維持より、むしろ意欲の維持です。いくら身体機能が高くても生活意欲が低下すれば、廃用症候群を招きます。

「故郷に行きたい」「ちょっと近くに出かけたい」「風呂に入りたい」という希望を持つと、精神活動が高まります。すると体の動き、脳の働きが活発化します。

体の動きが活発になると、生活意欲も食欲も向上し、さらに体の動きが活発になり、筋肉がつきます。筋肉がつけば脳刺激が強くなり、脳の働きがクリアになります。こ

OT、PT、ST　OTは「作業療法士」、PTは「理学療法士」。作業療法士は、食事、パソコン入力などおもに手による作業のリハビリを行い、理学療法士は、関節の動きをスムーズにしたり、おもに足による移動に関わるリハビリを行います。言語聴覚士（ST）は、言葉のリハビリを行います。

のスパイラルループをつくりながら老いていくことが高齢期の重要な宿題です。

高齢になればなるほど、生活全体がリハビリになります。脳の働き、筋肉、意欲はスパイラル状に低下もしますし、向上もします。ケアする人は、このスパイラルの中で、どの部分からでも、アクセスしやすいところからアクセスします。

リハビリは、一般に「機能回復訓練」のことと考えられていますが、もともとは、「社会生活への復帰」を理念としています。社会生活への復帰といっても、家族や近隣の人とおしゃべりをしたり、ポータブルでいいからトイレを自立する（自力排泄）なども重要な社会生活（家庭生活）の一環です。

歩く訓練もリハビリですが、ただ機能的に「歩ける」というだけではなく、天気のいい日に散歩をしたり、バスに乗ったりして、気分転換したり、社会生活を楽しむことを目的にします。もちろん車いすを使って移動することもさまざまな身体機能を刺激するリハビリです。

食べることもリハビリです。最近では、訪問してくれる歯科医・歯科衛生士が増えつつあります。高齢になり身体機能が衰えると食欲が低下し、食事が困難になります。ぎりぎりまで食事を楽しむためには、歯や歯周のトラブルだけではなく、飲み込み（嚥下）力を維持する必要があります。

食事能力は、「老い」の重要な指標です。あらゆる動物は食べられなくなると、大きく一歩、死への道程を進みます。第一、食べたいものが食べられなくなったり、食べ物がおいしいと感じられなくなったら、生きる楽しみが半減してしまいます。

ですから、訪問栄養士による食事指導も一考の余地があります。栄養士はさまざまな食事療法についての知識があります。最近は、低栄養で入院する人が増えています。食事をきちんとしているつもりなのに、年齢とともに肉、魚のタンパク質の摂取が少なくなる傾向があり、病気への抵抗力が低下し、さまざまな病気を呼び込みます。がんなども、タンパク質、脂肪、ビタミン、ミネラルの豊富な食事をとることで延命効果があるというエビデンス（医学的裏付け）があります。

訪問薬剤師も活躍しています。服薬指導が中心ですが、薬の飲み合わせ、副作用などに詳しいので、症状と薬の関係を類推して、家族や医師にアドバイスします。

訪問入浴もあります。バスタブと給湯器などを持ってきて、自宅の水を使って入浴してもらいます。訪問看護、介護の清拭《せいしき》を組み合わせ、体力に応じて行うと気持ちがいい生活を送ることができると思います。

リハビリは、自分の生活習慣を取り戻すことが原意です。完全に取り戻すことはできなくても、新しい生活をつくりなおすように、気持ちをケアするのがリハビリ療法士の仕事です。

頼りになるケアマネを探す

福祉用具の専門職の意見も貴重です。車いすや、手すりの付け方などによって、利用者の生活状況は大きく変わります。とくに車いすについては、知識のあるケアマネ、医療者がほとんどいません。これは今後の課題です。車いすの選択を間違えると、二次障害で腰痛、褥瘡《じょくそう》などの原因になります。

また2、3万円で買えるような標準型の車いすは、キャンプで使う折りたたみのビニール椅子に座っているのと変わりませんから、長時間座ると尻の血行が阻害されます。せいぜい数分から数十分の移動にのみ使います。最近では、よい車いすが安くレンタルできます。よい車いすは、利用者の状態によって微妙な調整ができますから、福祉用具に詳しい人に相談してください。

風呂場などの住宅改造によっても自力生活の範囲が広がります。慣れた大工や設計技師に相談するといろいろ教えてくれます。しかし、住宅改造する前に介護用品で間に合う場合が多くあり、こちらのほうが簡単で安上がりですし、取り替えが容易です。大工が入って住宅改造する場合は、なかなか変更がききませんから、どこかで、まず試してみる機会をもつのが理想です。

また、「リハビリ工学士」という専門職があって、車いすなどの介護機器をその人に適合させたり、その人に合わせて開発します。介護・福祉の世界は間口が広いのです。

通院が難しくなると、介護士を中心に、症状によって、さまざまな職種が入れ替わり立ち替わりあらわれるようになります。

患者（利用者）さんや家族のＱＯＬを考えながら、これらの職種を手配するのが、先述したようにケアマネの仕事です。面倒なことに、医師、看護師など医療は医療保険制度、介護は介護保険制度という棲《す》み分けがあって、ケアマネは介護保険制度の職種です。

単純に考えると、ケアマネのテリトリーは介護だけで、医療領域は、医師の采配で決められます。しかし、それでは医療と介護の連携がうまくいきません。利用者の生活をもっとも深く知っているのはケアマネですから、ケアマネが医療職と相談しながら音頭をとるべきです。そのとき、ケアマネが医療職に対して腰が引けていると、よい介護、看取りができません。

よいケアマネは、ケア・カンファで、「この方の心身状態はこうこうで、ご家族の介護力はこうこうですから、こういう方針でいきたいと思いますが、いかがでしょうか」とまとめてくれます。ケアマネは、地域連携を進めるキーパースンの一人です。地域情報に精通し、地域連携を強力に進めるケアマネの存在は地域の貴重な資源です。

ケアマネ情報とは、どこにどんな医師、訪問事業所、デイなどのサービス機関があり、どこにどんな利用者がいて、その利用者家族はどのような状態かをチェックしています。よいケアマネはケアマネ同士で情報交換して、地域全体を守るという意識をもっています。逆に「困るケアマネ」は、自分が属する事業所の利益のみを優先している人で、情報がかたよっています。

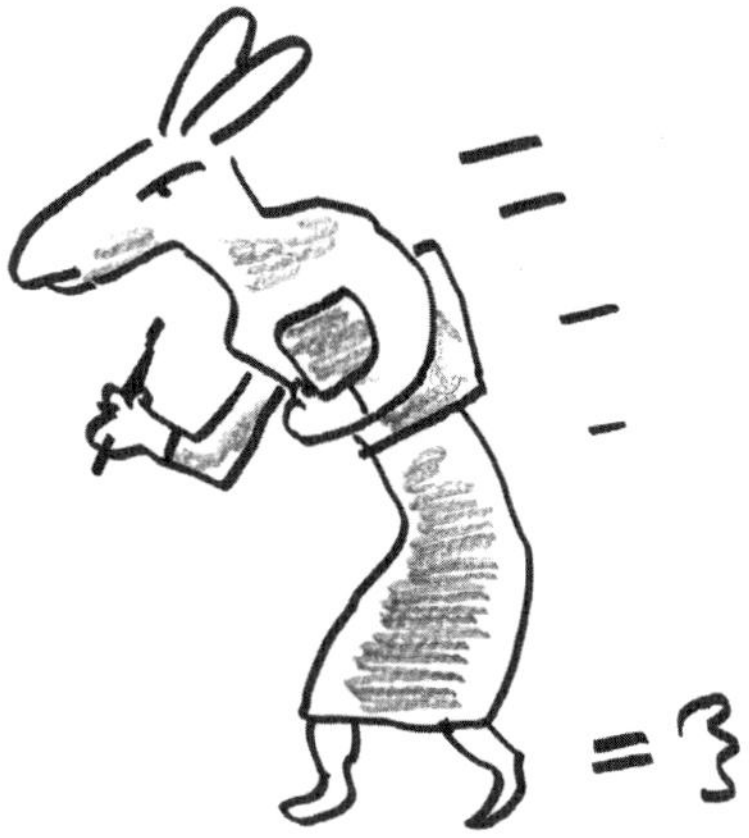

ケアマネは頭と足で稼ぐ

これから増える一人暮らし高齢者の介護や看取りに、ケアマネの情報力、行動力は鍵を握ります。ケアマネは足を使って地域ネットワークをつくり、電話一本でさまざまな医療・介護事業所にアクセスでき、必要なときには、ちょっと強引な力わざも発揮できるアスリート（選手）であってほしいと思います。ケアマネは、利用者やチームメンバーのやる気を引き出す仕事ですから、がんばってもらいたいし、もっと敬意を集めてもよい職種です。

尊厳死とは？

日本では、約8割の人が病院で死を迎えます。

入院した経験がある人は実感していると思いますが、病院ではほとんどすべての自由が奪われ、狭いベッドの中だけが生活空間となります。隣人や物音への気づかいも必要になり、とくに男性にみられるように、周囲の人とのコミュニケーションがとれない状態では息が詰まります。病院での生活は手取り足取りで、親切なところではありますが、「息をひそめて生きている」というのが実感ではないでしょうか。そのうえ、薬物のせいばかりではなく、気がふさいで食欲が起こらず、たいていは食事もおいしいとはいえず、「帰心矢のごとし」といった心持ちになります。まして死を前にしたら、住み慣れた家で気ままに亡くなりたいと思うのが人情です。

現在、病院で死を迎える人が圧倒的に多いのは、もちろん本人が心からそれを望む場合もあると思いますが、それが「社会常識」であり、「家族への遠慮」「ほかに方法を知らない」という理由でそうなっている場合が多いと思います。

病院では、投薬、手術、胃ろう、点滴、人工酸素、気管切開（喉から直接呼吸する）など一分でも一秒でも長く生きられるように、ありとあらゆる処置が行われ、場合によっては心臓マッサージまで行われます。

当事者はそのときにはほとんど意識がなく、遠慮なくいえば「生ける屍《しかばね》」です。そこに「尊厳」があるとはいいがたい状態です。

「尊厳死」という言葉が何を意味するかはっきりしませんが、少なくとも在宅医療のケースで考えると、ある程度、自分の死（いのちの終わり）を自分で選択するという意味ではないでしょうか。尊厳とは本人のものであるはずです。

つまり、腹を決めて、死のときを自ら選び取る、そして「じっと待つ」ことであると思います。

現在では、自分の死を自然にまかせずに、医療的介入を最大限に行うことができます。それも選択肢の一つです。病院に入院すればさまざまな延命措置が講じられます。多くの場合、延命措置は効を奏しますが、それによって得られる寿命はそれほど長くありません。また、治療が有害な結果を生んだり、入院のショックで生存期間を短くすることもあり得ます。虚弱（フレイル）な高齢者は、繊細な生け花のように傷つきやすいのです。

ここで、健康寿命とは何かを考えなければなりません。

たとえば、90歳を超えて、認知機能が低下し、一日の大半を居眠りしている（嗜眠《しみん》傾向の）人が、血液検査で心不全の危険性が高いことがわかったとき、医師はとうぜん利尿剤などで対応します。これは在宅医療でも病院医療でも同じです。

昔なら、この方は心不全で亡くなっていた可能性があります。しかし、もし、この方の心不全の発見が遅れて、居眠りしながら亡くなったとしても「大往生」ではなかったでしょうか。これは医学的所見ではありませんが、人が亡くなるときは医学的管理下にあるべきだ、とは必ずしもいえません。孤立死とも関わってきますが、人の死の尊厳は医学や社会現象を超えて尊いものだと思います。

ある86歳の一人暮らしの女性は、午後、友人とテニスの約束をしていたのですが、約束の場所にあらわれません。心配した友人が、居宅に呼びに行ったら亡くなっていました。駆けつけた救急隊員によって警察が呼ばれ、監察医による検死の結果、「心不全」と死亡診断されました。健康なので医療機関にかかっていませんでした。表情はおだやかで、苦しんだ様子が感じられず、尊厳ある死というものがあるなら、それであったのではないでしょうか。

最後の点滴は有害

自然死（「平穏死」というういいかたもされる）を求める声はこの数年高まっています。自然死・尊厳死は、半世紀前には当たり前だったものですが、医療技術が発達し、病院では収入確保の意味でも、すべての医療行為が試されることが「標準」になりました。

「収入確保」というのは病院が安定経営するために必要なことです。病院は治療するところですから、治療行為をしないかぎり患者さんには退院してもらわなければなりません。何もしないで自然死を待つだけなら、さまざまな設備、スタッフを抱える病院での入院は不要だし不経済なのです。切り花を運ぶのに、タンカーを使うようなものです。

われわれのような有床診療所では、病院のような装備やスタッフをそろえる必要がないので、亡くなるときは基本的には自然死を待つようにします。そのほうが安らかな大往生ができるからです。

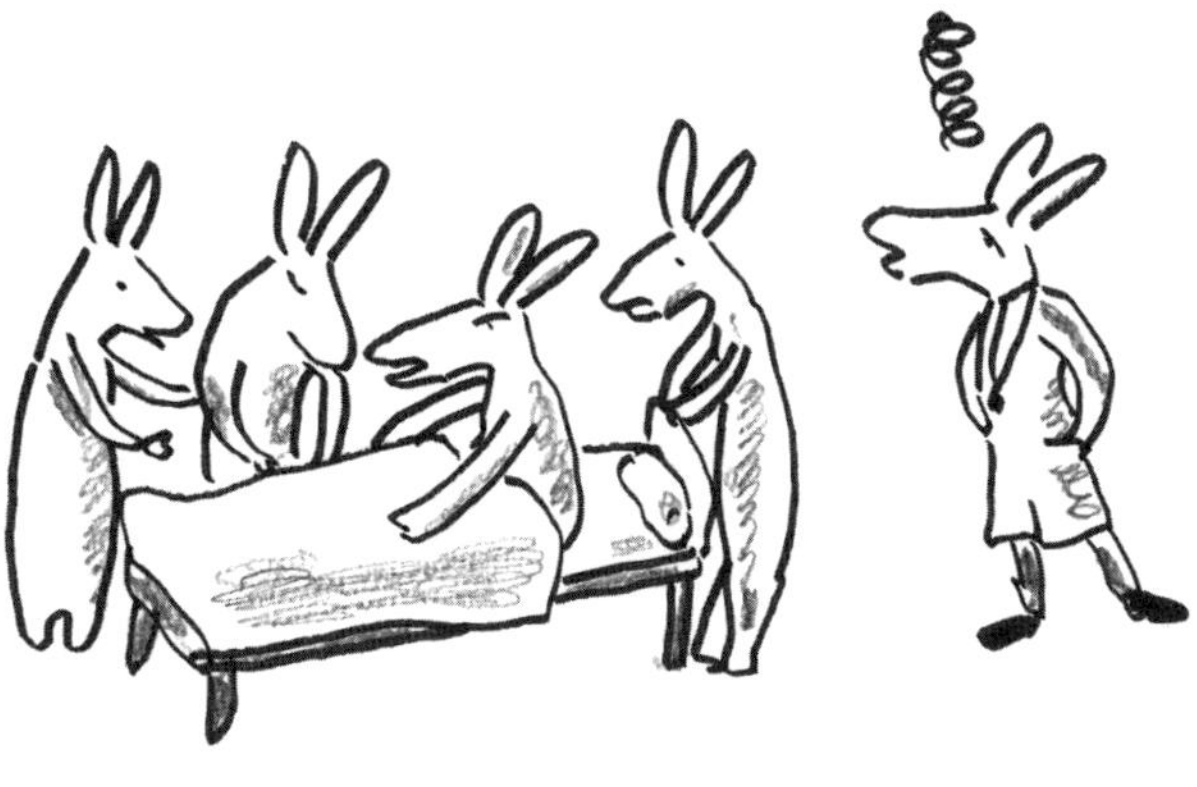

おまえたち、何しに来た！だってお医者さんが・・・。

といっても、病院でも、臨終に近くなって大量の点滴をするのは禁忌《きんき》です。すでに栄養や水分を、体が受け入れない状態ですから、このときの点滴は当人を苦しめるだけです。ＷＨＯ（世界保健機関）でもあえて「やってはいけない」と勧告を出しています。

日本では、まだ最期のときに点滴をすることがあります。ほんとうに最期かどうかわからないからですが、この時期の点滴は、顔や足がぱんぱんにむくんで、痰が気管をふさいで窒息しそうになるなど、かえって静かに亡くなるべき人を苦しめます。これは病院といえどもやり過ぎですし、延命につながるかどうかも疑問です。家族がそれを望むこともありますが、医師は家族に十分説明をするべきです。それでも家族が希望するなら、家族に納得してもらうために最小限の点滴をします。

人が死ぬときを適切に判断するのが医師の役割の一つでもありますが、何度も繰り返すように、この時期を見極めるのがなかなか難しいのです。とくに老衰の場合は難しく、「もうあと二、三日ですから、お子さんたちを呼んでください」といってから数週間も存命することがあります。医師としては、面目丸つぶれですが、人の命はカウントできないものなのです。

最期の晩餐はカツ丼で

人の生活機能（生命力）の低下の重要な指標の一つが食事です。おいしく食事をすることそのものが健康の指標であるとともに、リハビリにもなっています。

心身機能の低下とともに食欲も低下し、偏食が強くなります。なるべく好きなものを好きな形にして食べてもらうようにします。咀嚼《そしゃく》力（噛む力）、嚥下《えんげ》力（飲み込む力）が落ちてきたら、食べ物をやわらかくしたり、さらにジュースにしたり、液体にはトロミをつけて嚥下しやすくします。

食べること自体がリハビリですが、高齢化（虚弱化）とともに、食べ物の形を変える方法とあわせて、嚥下の訓練が必要になります。

人間がものを飲み込むメカニズムは、けっこう複雑です。食べ物は、口の中で咀嚼《そしゃく》し、唾液と混じることによって消化がはじまり、適度な大きさと柔らかさのかたまりにされます。このかたまりが、のどに落ちると、その瞬間に、息の通り道である気管にフタがされて息が止まり、食べ物のかたまりは食道に送られます。

このフタは、のど（咽頭《いんとう》）にあります。やっかいなことに、食道と気管がひとつのフタを共用しています。食べ物が落ちてきた瞬間に、気管にフタがされることを嚥下反射《えんげはんしゃ》といいますが、この反射が高齢になると弱くなり、食べ物や飲み物が、気管に落ちやすくなります。そのうえ、フタ（喉頭蓋《こうとうがい》）の周囲に食べ物のかすが残り、何かの拍子に気管に落ちます。

これらを誤嚥《ごえん》といい、ふつうは、気管に入った異物は、ムセや痰《たん》のかたちで取りのぞかれます。しかし、気管の筋肉が弱くなると、異物を排除できなくなり、気管が異物でふさがれて窒息したり、異物とともに侵入した細菌が肺に入って誤嚥性肺炎を起こします（痰と咳《せき》は、気管に入った異物を細菌、ウィルスとともに排出する免疫反応です）。

嚥下機能がさらに低下すると、ツバを誤嚥して、むせたり、誤嚥性肺炎の原因になったりします。このとき点滴すると、痰がつくられ、誤嚥しやすくなりますから、外部からの痰の吸引が必要になることがあります。この吸引は、吸引機で行っても人力で行っても本人にはかなり苦しいものです。

動物は、食べ物が食べられなくなると死にます。人も基本的に同じですが、人の食欲は脳の前頭前野によってコントロールされていて、本能的・機械的に食欲や咀嚼《そしゃく》・嚥下力が決まるわけではありません。空腹か満腹かといった生命反応より、おいしい、まずい、懐かしさ、匂い、形態、誰と食べるか、食環境などさまざまな条件によって食欲も嚥下能力も変わります。

たとえば、ご飯は食べられないのに、おにぎりなら食べられるとか、液体しか摂取できない人が突然「カツ丼が食べたい」といい出して、カツをおいしそうに一口二口食べたといった事例は珍しいことではありません。なかには話せないのに歌は歌えるという人もいます。ですから、もう最期だから何もできないという決めつけはしないことです。

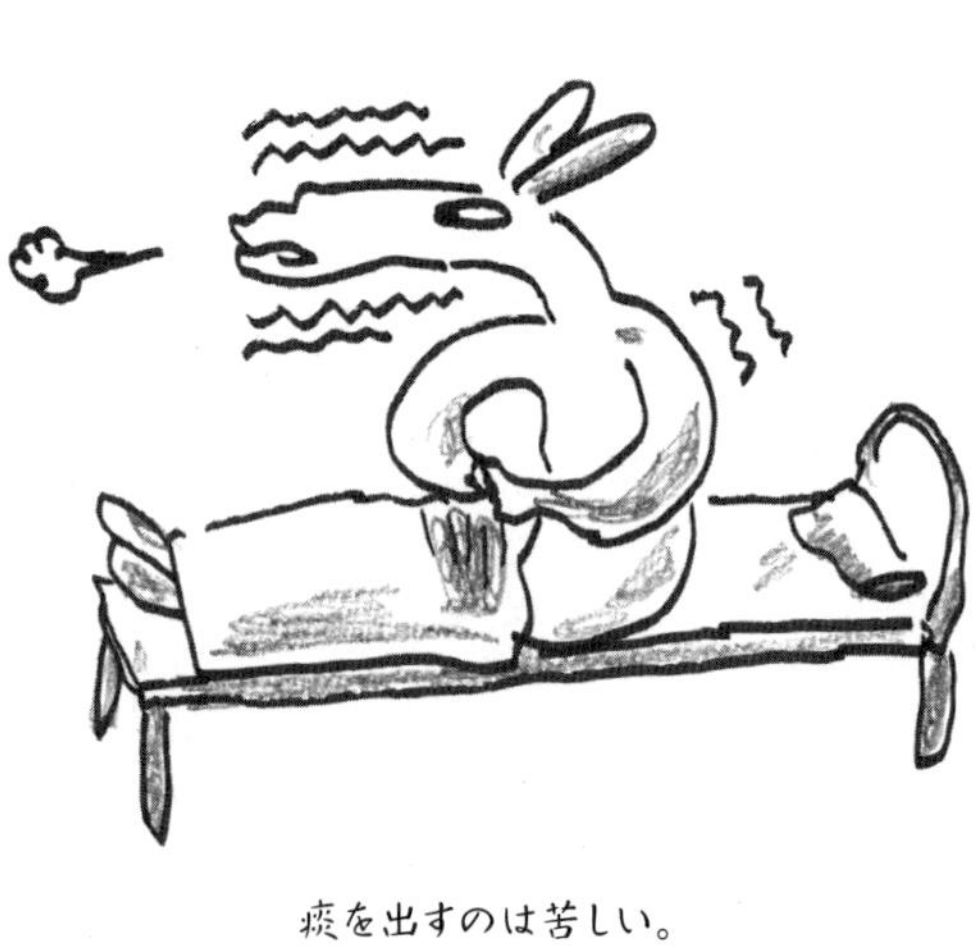

痰を出すのは苦しい。

食事療法も発達していて、タンパク質を摂りやすくするための栄養補助食品とか、**トロミ剤**などは、スーパーで簡単に手に入ります。

口から食べることで、ぎりぎりまで食事を楽しむために歯科医師・歯科衛生士の訪問は重要です。口の中を清潔に保ち、嚥下障害、誤嚥性肺炎を予防することで、食欲がアップすることもあります。胃ろうの前に、口からの栄養摂取を最大限に考慮するべきです。介護の手がない病院では、簡単に胃ろうにしてしまう傾向があります。そうなると、口腔《こうくう》内は荒れ、脳機能も衰え、経口摂取に戻すのが難しくなります。また自然の寿命（人間の自然な生命力）とも遠ざかります。病院で胃ろうを造設されても、短期間なら、退院後、在宅医と相談しながら、経口摂取に切り替えていくことができます。

在宅医療では、訪問栄養士の指導も受けられます。栄養士は食のプロですから、どんな食事方法が最適かをアドバイスしてもらうことができます。

デイサービス、デイケアの活用

地域の介護資源として重要なものに、通所施設があります。デイサービス、デイケアといわれるもので、

トロミ剤　口の中でばらけやすいものや液状のものにトロミをつけて誤嚥を防ぐ食材。

宿泊デイ（お泊まりデイ）といわれるものも増えてきました。

宿泊デイは、昼間のデイサービスの利用者が、そのまま夜も宿泊できるようにしたもので、高齢者施設の入居がわりに長期にわたる利用者も少なくないようです。利用料は食費別で１０００～３０００円とまちまちです。一か月以上前に予約が必要な**ショートステイ**より利用しやすいことから需要があります。

しかし､その日に宿泊する利用者の利用状況がわからなくてもスタッフは確保しておかなければならず、経営が難しい面があります。またお泊まりデイは、ショートステイとは異なり、介護保険外のサービスであるため、国や自治体の基準がほとんどなく、安全面、環境面などは施設の方針にまかされます。昼間のデイの利用者を安定的に確保するために、長期に安価にあずかるところがあり、管理体制が不十分な施設も少なくないようです。そういうところがいちがいに全部ダメということではないので、昼間のデイをよく観察して、話を聞く必要があります。

デイの目的は、ふだん自宅で生活している人が、他者と交流して生活の刺激を増やしたり、リハビリをして身体能力を維持したり、利用者家族の介護生活を支えることです。

「デイサービス」は、交流やゲームなどが中心になり、「デイケア」は、体操、リハビリといった身体機能の向上に重心があります。デイによってさまざまな特徴や「売り」があるので、いろいろ試してその人に合ったところを探してください。

デイは、超高齢社会の一翼を担う施設として非常に大きな役割を担っていますが、最近は、首都圏にデイが増えすぎて過当競争になっている地域が少なくありません。デイ経営のための保険点数も下がってきていて、利用者の取り合いをするなど経営環境は厳しくなるばかりです。

デイが増えることでサービス競争になるのはいいのですが、利用料は決まっているし、介護士数も頭打ちなので、サービスの質を落として競争することが起こらないように利用者はよく観察しなければなりません。おかしなところは、ケアマネに相談して、さっさと別のところに替えてもらいます。利用者の目が肥えることで、通所施設の機能もアップしていくはずです。

また、ケアマネが不親切であったり、よく相談に乗ってくれないようならケアマネも替えられます。その場合、地域包括センターに相談したり、近隣から評判を聞くのもいいかもしれません。

高齢者入居施設が増えすぎている

最近では、特別養護老人ホーム（特養）など高齢者ケア施設で看取りを行うケースが増えています。在

ショートステイ　介護保険で規定された制度で、日、週単位で、30日まで要介護高齢者をあずかる施設。31日以上は全額自己負担になります（つまり利用料の10倍）。料金は、介護度によって異なり、施設タイプや、個室か多床室かなどによっても異なります。たとえば、介護度1の場合、一日６００円から９００円前後、介護度5の場合、９００円前後から１０００円前後です。

宅看取りとは異なりますが、一つの選択肢として大切です。北欧では、施設がかぎりなく「自宅」化され、高齢者のための自宅と施設の中間的な生活空間が普及しています。超高齢社会で世界をリードする日本も、今後さまざまな住形態が生まれていくと思います。

しかし、現在、日本では、とくに地方で、特養、有料老人ホームなど入居施設の急増から過当競争になり、倒産するところがぼちぼちあらわれています。高齢者が急増しつつあるといっても、やみくもに「施設」を増やすのは問題です。

高齢者が増加しているのは、東京、大阪、札幌、名古屋、福岡などの都市部ですが、都市部でも、有料老人ホーム、認知症高齢者グループホームなどには空室が目立つようになってきました。

今後、増えすぎた有料老人ホーム、グループホームなど高齢者施設の空室を、介護士の寮として使うなど活用方法を考えるときがあると思います。「箱」を増やすのではなく、北欧のように、虚弱で孤立しがちな高齢者が暮らしやすい「住環境」を街全体で考える必要があります。

「箱」の入居希望者が減っているだけではなく、介護士数が頭打ちで、施設同士で介護士の奪い合いも起こっています。

政府は特養の増加をめざしているようですが、介護士の待遇が現状のままでは介護士の供給量の増加は見込めません。景気がよくなれば、もっと収入のいい職種に移ります。

フィリピンなどからの介護士を教育するという計画があり、私も何度かフィリピンに人材発掘の方法を探りに行きましたが、フィリピン人は、どうせ外国で働くなら米国やカナダ、イギリスに行きたいというのが本音です。これらの国のほうが収入は高いし、フィリピン人は英語を使いこなせますから、日本のように言葉の壁もありません。日本語には、ひらがな、カタカナ、漢字の使い分けまであって、日本に来るのは消去法でやむを得ない選択のようです。

さらに、よい資質の介護士を確保できても、介護士の教育に手が回らなければ、入居者にツケが回ります。とくに入居者が「要介護度3」以上とされる特養（特別養護老人ホーム）などは、自ら主張できない人が多いので、経営者の熱意や信念によってサービスの質にばらつきが生まれます。入居される場合は、施設長の人となりをよく見すえる必要があります。

また、看取りまで行う施設か、看取りはしないで、最後は入院させる施設かも重要な選択条件です。単に、施設がきれいで個室であることに安心するのではなく、最後まで責任をもってもらえるかどうかを確認する必要があります。

看取りを行う施設は、それだけスタッフが育っていることの証明でもあります。看取りは、単に身体介護を行うだけではなく、家族を含めて、相手の心に最後まできちんと向き合うことになります。それだけに、生まれつきの向き不向きがあり、誰でもできるというものではありません。

介護士による虐待などの不祥事がマスコミでときどき報道されています。これは日本だけではなく世界的に根の深い問題です。施設長の覚悟ができあがっているかどうかも問われます。

第五章

死のときこそあるQOL

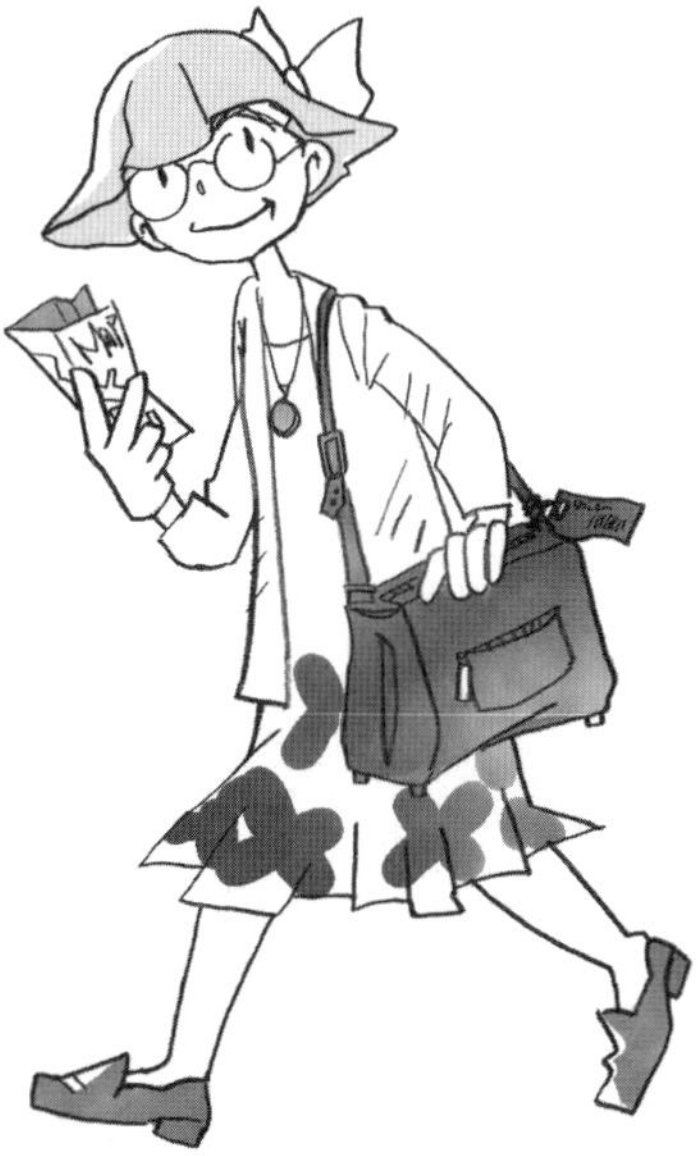

有床診療所とは何か

筆者は、生まれてはじめて10日ほど入院してみて「入院患者」の気持ちを味わうことができました。改めて思うのは、現在の病院は、限りなく親切なところだということです。私が40年近く前に研修医として病院に入ったころとは隔世の感があります。

当時、大学病院の患者さんは、「モルモット」とはいいませんが、「診てやっている」という態度がはっきりしていました。よくいわれるように教授の病棟回診ともなれば、大名行列よろしく、若い医師、看護師をしたがえて病棟内を練り歩き、病室では、重々しく患者に声をかけ、触診し、家来（若手医師、研修医、看護師など）に命令を下します。

朝は、待合室に患者さんがぎっしりいるのに、9時になっても診療がはじまりません。7時半から待っている患者さんが、受付けの女性に、「まだですか」と聞くと、受付けの女性は、目もあげずに、「先生がまだいらしていません」と当然のように答えます。

そのころは、「患者サービス」なんて言葉もなく、それどころか「サービス」という言葉は医療とはほど遠い世界のものでした。現在、この価値観はすっかり変わり、病院といえども一般市場と同じように、サービスを強化して競争力をつけなければ存続があやぶまれます。「患者様」という呼び方も、いいか悪いかわかりませんが、だいぶ一般化されてきたようです。

しかし、いっぽうで医療技術やシステムが進歩し、病院の臨床現場は戦場のように忙しくなり、あまりの忙しさに「医療崩壊」という言葉さえ使われるようになりました。

私は1990年代はじめに開業しました。そのころは訪問診療(往診)をする医師は少なく、いわゆる「ビル診」といわれる、ビルに入居するタイプの診療所が増加していました。ビル診の場合、自宅と診療所が離れている場合がほとんどで、定時に診療を開始して診療が終わるとサラリーマンのように帰宅するのが一般的でした。そのため夜間などの往診は受けられませんでした。

私も、はじめは往診を考えていなかったのですが、開業してしばらくすると、「往診に来てほしい」という患者家族からの悲鳴のような電話があり、乗り気ではありませんでしたが往診に出ました。すると、宣伝したわけでもないのに、徐々に「ぜひ来てほしい」という電話がかかるようになり、それがきっかけで訪問診療をはじめるようになりました。

在宅医療をはじめると、誤解を恐れずいえば、これが面白くなったのです。私の性に合っていたのかもしれません。外来診療とは異なり、比較的ゆっくりと診察時間が取れるし、患者さんの家の中に入って、患者さんや家族と話をしながら、病気や身体状況をじっくり観察できます。

かつて医者は往診するのが当たり前でしたが、90年代になると、往診しない開業方法がふつうになっていました。しかし当時、日本は高齢化社会（65歳以上人口7％以上）に突入し、自宅療養する患者さんが少しずつ増えていました。それまでは、医者といえども家の中に入ってこられるのを嫌っていた患者さんや家族ですが、そうはいっていられなくなったのでしょう。

自宅療養をされている患者さんをみているうちに、病院に入院するほどではないけれど、とてもじゃないが自宅での療養が難しい人が地域に大勢いることがみえてきました。当時はまだ介護保険制度もありませんし、今のように介護サービスをする会社もありませんでしたから、今以上に家庭崩壊や命を脅かすような危険がそれぞれの家庭にあったのです。

そこで迷いに迷ったすえ、時代に逆行するように有床診療所をつくりました。先述したように、有床診療所は経営困難のため激減していました。90年代後半になると、病院でも家庭でも介護できない、いわゆる「介護難民」があらわれるようになり介護施設をつくりました。介護保険制度がはじまると、往診に入った家に、認知症高齢者のケアで、家族がアップアップしている状態が見られて、認知症グループホームをつくりました。もともと私は整形外科医なのですが、認知症が私のライフワークの一つになり、気がついたら、総勢数百人の仲間と働くようになっていました。

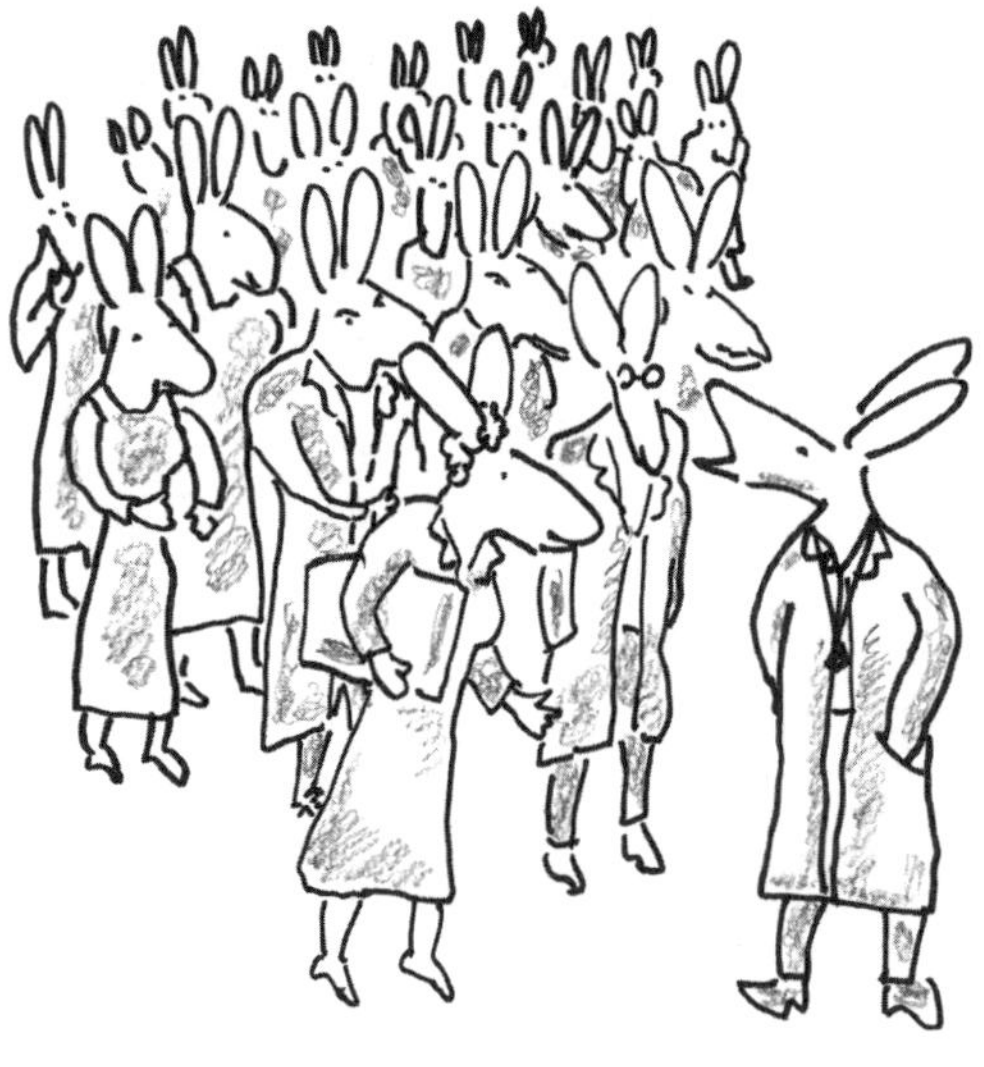

気づいたら仲間数百人いた。

往診でいろいろな家の中にお邪魔していると、外来診療だけではみえてこない地域の医療・介護ニーズが見えてきます。たとえば、腰痛で外来に来られる患者さんのほんとうの問題は腰痛ではなく、夫や妻の介護であったりするわけです。

治療以前に、患者さんも家族も「生活の立て直し」が重要ということが少なくありません。次第に、医療は「必要最低限」にして、それより生活の質を高めることに注意が向かうようになりました。介護保険制度も、このようなニーズ（というか悲鳴）に合わせて、２０００年に導入されました。ドイツに次いで日本は二番目です。

「医療の質」と「生活の質」のバランスを考えることが医療者には必要です。片方だけでは不足です。有床診療所は、かつて病院でもなく診療所でもない中途半端な位置づけだったのですが、現在は地域ニーズにぴったりしていると思います。小回りがきき、医師の一存でさまざまな地域ニーズを拾えると、われながら満足しています。

介護保険制度が成立してからは、地域の介護ニーズはだいぶ満たされるようになりましたが、超高齢社会が進み、高齢者世帯とりわけ独居が増え、家族の介護力はやせ衰えるいっぽうです。先述のように、介護保険制度や医療保険制度でもまだ、地域ニーズを拾い切れない事態が起こります。これからの医療は、さまざまな地域連携をしながら、もっと地域住民とスクラムを組んで、谷間にある、さまざまな地域ニーズをくみ上げていく必要があります。

これらの谷間のニーズは、ほんの小さなケースですが、さまざまな社会問題の源流になります。とくに、地縁コミュニティが希薄な都市部では、問題は谷間に隠れやすく、その根は広く深くなります。ケアマネや診療所医師の役割は広がっていくのではないでしょうか。

在宅医療のゴール

何度か繰り返し述べてきましたが、病院医療と在宅医療では目的が異なります。

とうぜんながら病院医療の目的は病気を治すことです。いっぽう在宅医療の目的は、病気の人と家族の「生活の質」（ＱＯＬ）を最大限まで上げることです。

病院医療の目的である治療については、ある程度、指標に基づいて「定量化」することができます。病気が治ったかどうかは別にして、「ここまで回復したら退院」という目安がつけられます。

しかし、在宅医療が目安にしているＱＯＬにはさまざまな要素があります。ＱＯＬは、実のところ、本人や家族にもよくわからない場合があります。

医師、看護師などが訪問する場合は、がんの末期、寝たきりなどで、患者さんの身体機能、自立度はかなり低下していて、多くの場合、歩けないし、動けません。通院がムリだから訪問診療になるわけです。「がん末期なのにＱＯＬも何もあったものじゃない」というのが本音かもしれません。しかし、ではあっても、

ＱＯＬ（人生の質、生活の質）は考えるべきものです。むしろ、であるからこそ、がんを超えて、ＱＯＬを考えていただきたいと思います。

歩けないし動けない人、ときには認知機能の低下から家族のことさえわからない人のＱＯＬとは何か、それぞれの現場（家庭）で、医者も家族も頭を悩ませなければなりません。「これこそがＱＯＬ」というものはなく、本人、家族や在宅医療のチームが話し合うことで創りだしていくものであると思います。

間違えてはいけないのは、ＱＯＬは医者が判断するものではなく、本人が主体的に決めることです。それができなければ、家族が医師と話し合って決めることです。医師は十分な説明をし、黒子となって家族がＱＯＬを選び取るようにします。

ＷＨＯ（世界保健機関）は「ＩＣＦ（国際機能分類）」という考え方を打ち出しています。「分類」といっても、これは一人ひとりが目的をもって生きることができるように、家族、医療・介護チームが支える方法です。当人から生きる意欲を引き出すためには、何らかの具体的な目標が必要で、それを実現するために医療・介護がさまざまな工夫をするという考え方です。

たとえば、孫の結婚式に出席したいという当面の目的を実現するために、痛みを抑えたり、車いすでの外出の練習をします。歩行訓練が必要な場合もあります。

しかし、なかなか当面の目的を設定するのが難しいのです。高齢になり、身体機能が低下し、歩けなくなると、記憶力、認知機能も低下します。心と身体は分けられないことははっきりしています。生きる意欲の低下こそ、もっとも恐るべき病です。

「早く死にたい」といっている高齢者は大勢いますが、それなりに生活を楽しんでいます。おいしいお茶を一杯することだって、生きているからこその幸せです。

しかし、何も語らず、笑うこともせず、ただ厳しい顔をしている人にどう向き合うかは、介護者・医療者の覚悟が問われることだと思います。

ＩＣＦは、生きる意欲をかきたてることで、身体機能、認知機能を高めたり、維持しようとするものです。生きるためのモチベーションを維持するのは本人にとっても、家族や医療・介護者にとっても非常に難しいし、こういってよければ「全人的」な行為です。もちろん医師だけではできないし、看護師、介護士などがチームをつくって一つのゴールに向かって進みます。

寝たきりの人の食欲を取り戻すことができなくても、できるだけ声をかけたり、会話をしたり、笑いかけたりして、心を引き立てることができます。

家族と良好な関係をつくることも大切です。家族の心を支え、大切なチームの一員にしていくこともチームの目的です、患者さんが寝たきり状態になってしまうと、ほとんどの場合、表情も暗くなることが多く、家族の心もふさぎがちです。

ＱＯＬ（Quality Of Life）とは、「生活の質」とあっさり訳すより、もっと広く「人生の質」「いのちの質」と考えたほうがいいかもしれません。訪問診療の現場では、今、この人の人生そのもの、いのちそのものと向き合っているという気持ちが大切であろうと思います。定期的な訪問では、症状の現状維持ができればありがたい、といった状態ですが、その人のいのちと対話するときでもあります。

先述しましたが対話といっても、たいていの場合、直接、語ってくれることは多くありません。その人の「人となり」を感じながら、その生き方、死に方に最後まで伴走することが「対話」であると思います。家族にも、「ここに頼りになる理解者がいる」と思ってもらうことです。

在宅介護では、医療者や介護者が「大丈夫です。まかせてください」という気持ちにならないと、信頼関係は築けません。この信頼関係の中にいることは、患者さんや家族だけではなく、われわれ医療者にとっても喜びですし、在宅医療の醍醐味です。この対話が、われわれの心を養ってくれていると思います。

在宅医療の醍醐味といえば、ときに時間を忘れて、一時間も患者さんや家族と話し込むことがあります。戦争体験や、中国からの引き揚げの話など、生《なま》の歴史証言を聞く機会も少なくありません。患者さんにとっても過去を語ることは、人生の意味を確かめるうえで大切です。認知症の人の場合、小さいころの記憶を語ることで不穏（そわそわ、いらいらなど）の症状が緩和されます。認知症のない人でも記憶の糸を辿るのは精神安定剤的な意味があると思います（もちろん不幸な出来事をフラッシュバックするような話題は避ける必要があります）。

在宅医療の世界というのは、病院医療でいう「治療」とはまったく方向が異なるものです。治療とは違った意味で、われわれの生きがいになります。

介護より敬意

地域医療で、高齢の方々をみていて実感するのは、役割の喪失がいかにその人の意欲を殺していくかということです。役割というのは、その人の存在理由でもあります。人は、自分の存在理由を常に確かめていないと生きていけないのではないでしょうか。

役割といっても小さなことでいいのです。洗濯物をたたむ、漬け物をつける、冗談をいう・・・。誰でも何らかの社会的な役割を求められていて、それに応えながら生きています。役割を果たすということは、他者の心とのキャッチボールだと思います。

とくに男性の場合、家事ができないと、退職後、いきなり役割らしい役割がなくなります。男性の平均寿命が女性より低いのは社会的（家庭的）役割がなくなることで居場所がなくなるからかもしれません。居場所というのは、自分が役割（存在理由）を持っていると思うからこそ落ち着ける場所です。

孫の世話や車の運転ができるうちはいいのですが、病気などで身体機能が低下し、それらができなくなると、ますます心細くなり、衰えが強くなります。

家族は、「愛情を傾ける対象として生きていてくれるだけでいい」と思っても、本人には心苦しさが募ります。家族の中の役割がなくなると、心も萎縮し、「早くお迎えがきてほしい」が口癖のようになります。

半分は心苦しさから言っている「社交辞令」かもしれませんが、半分は本心だと思います。

ある入院中の90歳の男性は、私の顔をみると、真顔《まがお》で、「先生、早く終わりにしてよ」といいます。一服盛ってほしいという意味なのでしょう。真顔というより表情がほとんどないのです。私は、笑いながら「そんなことはできませんよ」と答えます。

この方の場合、どこまで本心かわかりませんが、苦しまないで、家族にも負担をかけないように、ある朝、息をしなくなっているという状態を望んでいるのでしょう。こうなると、リハビリもいやがるし、服薬もどうでもよくなり、自分が食べたいものだけを食べるようになります。

多くの場合、家族は、介護にもてあまします。家族に介護力がないと（老老介護、独居、子どもが共稼ぎなど）、家族としては、要介護状態は短くあってほしいと願うのは人情です。それは愛情が足りないというのとは違います。それぞれの人に優先するべき課題があります。自分の幸せや家族の幸せがあってこその介護であると思います。介護のために生きるのでは、介護される人の気持ちも萎縮してしまいます。

家族介護は、介護することで家族の心が支えられるものでないと、つらくなるだけです。家族の介護疲

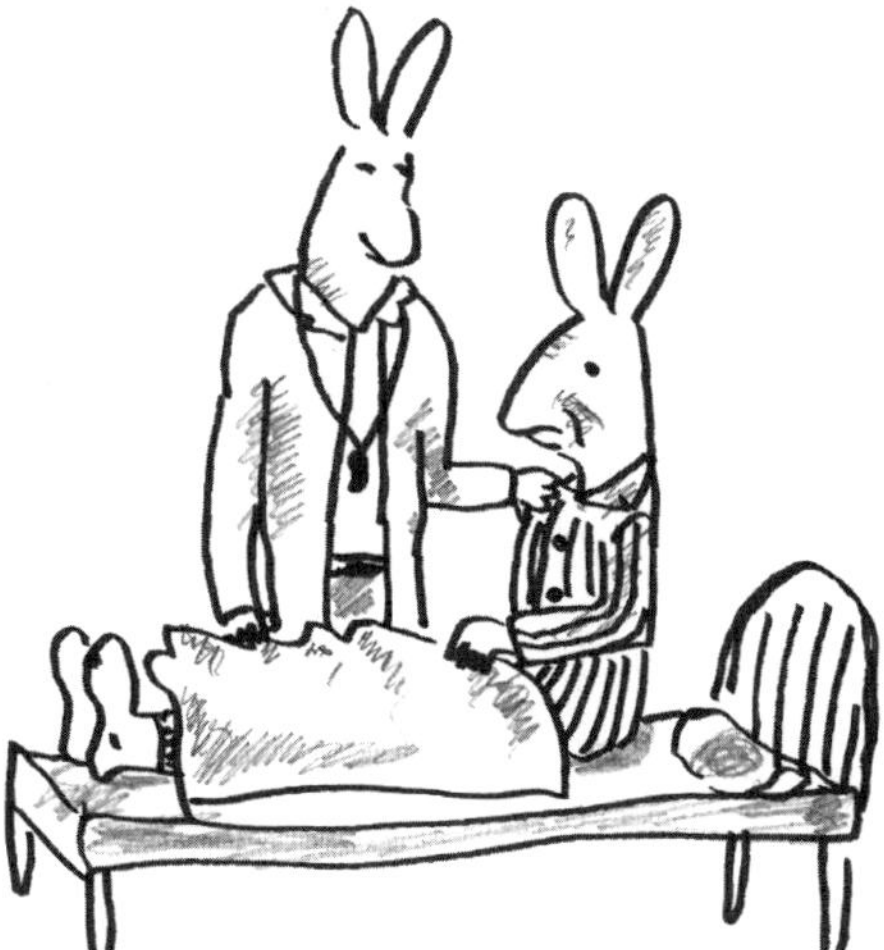

先生、終わりにしてよ。そうはいかないんだけど。

れから虐待も起こりやすくなります。虐待といっても、つい、いらいらして、無視したり、叱ったり、ときには軽くたたいたりつねったりといったことも含まれます。心のうえで、介護からフィードバックされるもの（報酬）がないと、介護の仕事に追い詰められていきます。

家族の心が追い詰められると、ご本人をも追い詰めていくことになります。訪問診療のQOLとは、むしろ家族のQOLといっても過言ではないと思います。もっとも家族と本人がまったくそりがあわずに対立していることもあり、こうなるとわれわれの仕事はもっと難しくなります。

家で介護できなければ老人ホームにあずけることになりますが、老人ホームは、本人がいやがるし、家族としても心苦しいものがあります。またその場合、介護負担はなくなりますが、経済的な負担が重くなります。

有料老人ホーム、高齢者住宅では月20～30万円くらいが平均ではないでしょうか。15万円前後のところもありますが、そうなると経営はかなり厳しくなります（私のところではその価格帯で経営しているのでわかりますが、人件費を安くすると人が定着しませんし、人が定着しないと、そのことだけでもサービスが落ちます）。

特別養護老人ホーム（特養）は、経済的負担は軽いし、個室タイプのものが3割ほどありますから、居心地は悪くないのですが、都心部では「数千人待ち」といわれ、なかなか入居できません（ほんとうは数千人待ちというのは現状とは異なるので、あきらめずに申し込んでください）。また特養は、要介護度が重い人を中心に受け入れるように国から指導されていて、平均の要介護度は3.8と重く、自力では生活できないレベルです。

問題は、特養など施設に移ると、社会的・家族的な役割が喪失することです。実は、介護するより役割を創り出すほうが、時間も手間も智恵も必要なので、多くの高齢者ケア施設では、ただ介護に撤しようとします。

しかし、介護より重要なことは、たとえ認知症があっても、社会的な役割創出であり、その人への敬意です。難しいことですが、これを間違えると本末転倒の介護になり、介護が反対に廃用症候群をつくります。

病院は、人間より病気をみる

在宅で医療を受ける人は、ふつう「患者さん」ではなく、「○○さん」と固有名詞で呼ばれます。これも病院とは異なる点です。介護保険のサービス対象は、「患者」ではなく、「利用者」ですから、さらに主体性が尊重されます。そのため介護士を「お手伝いさん」のように考えている人もいるようですが、介護保険は、相互扶助《ふじょ》によって成り立つ公的なサービスですから、ルールを守って大切に利用しましょう。

いっぽう、病院に入院すると、医療管理の下に入るので、○○さんという固有名詞より一般名詞である「患者さん」と呼ばれることが多くなります。入院患者が多く、入院期間が短いので名前を覚えきれないということもあります。

いい意味でも悪い意味でも、人間より病気が主体になるところが病院です。病院のベッドでは、太郎や花子という主体をもった人格ではなくなり、特定の病気の持ち主になるのです。このことが病院を居づらいものにさせているのだと思います。

多くのスタッフをかかえる大学病院や基幹病院（国立・県立・市立、日赤などの大型病院）は「特定機能病院」といわれ、重症ケースの治療にあたります。救命救急センターやＩＣＵ（集中治療室）を持ち、高度な検査、手術などを行い、在院日数も2週間程度と短く、ある程度の治療が終わると退院します。スタッフ配分が比較的少ないのが一般病院で、それより少ないのが療養型病院です。

病院を類型化するのは、医療提供の軽重によって機能が変わるためです。重症の人には手厚い医療を提供し、比較的軽症の人には、それに合った医療を提供することで、医療費を合理的に配分できます。

この類型化によって、注射を一本打つのに、大学病院と一般病院では単価が異なります。また、同じ類型の病院でも、入院が長引くと単価が低くなるように設定されています。ですから、風邪でいきなり大病院に行くと、それだけでムダな医療費を使うことになります（世界的に、風邪を

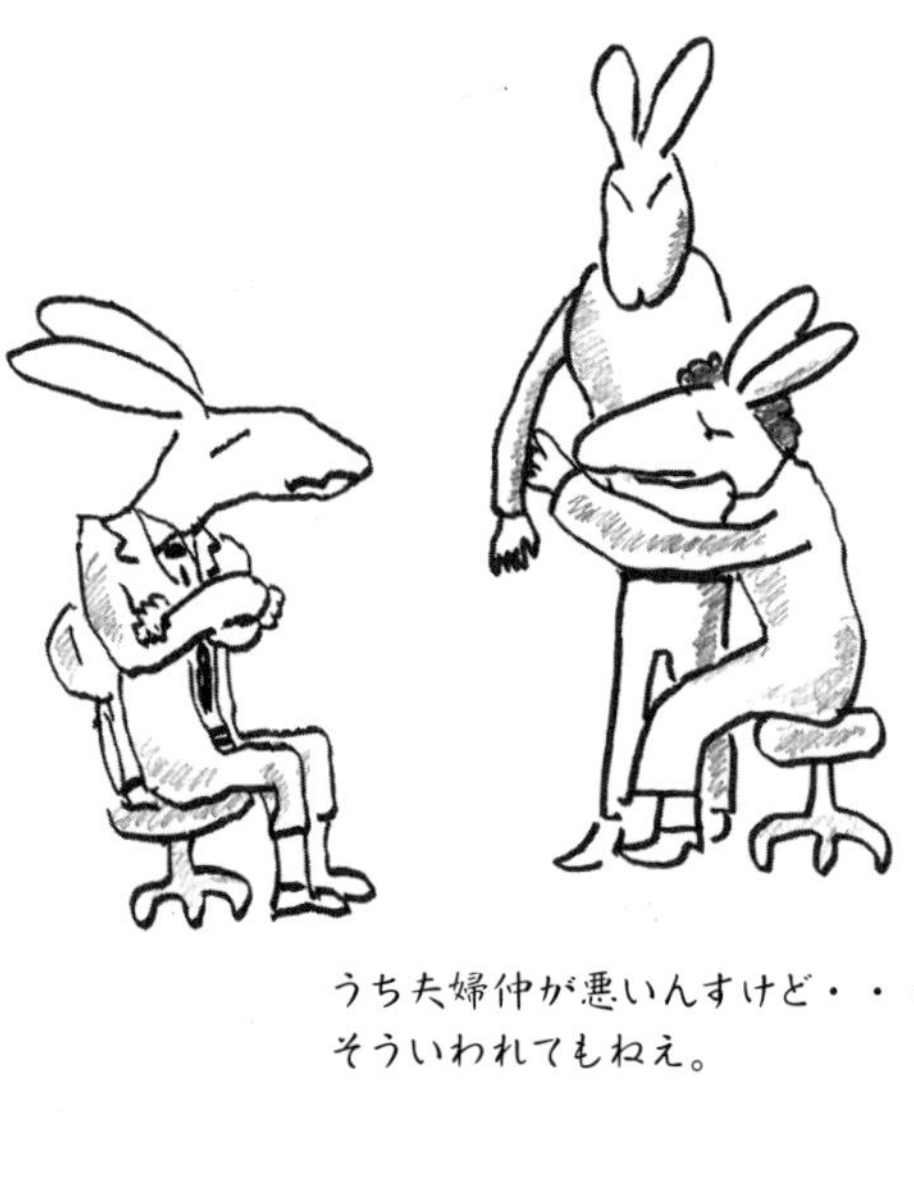

うち夫婦仲が悪いんすけど・・・。
そういわれてもねえ。

引いたら、早めに、栄養を十分とり、水をよく飲んで寝るのがいちばんとされます。熱が数日下がらないようなら診療所を受診します。風邪でいきなり抗生物質を服用すると、副作用として、免疫機能が集まる腸環境を悪化させて治りが遅くなる可能性があります）。

先述したように、治療には「医療モデル」と「生活モデル」があります。

大病院は、医療モデルですから、医師は人間性や社会的背景より病気そのものに集中します。それも当然で大病院には、病歴しかデータがありません。夫婦仲が悪いとか、家の天井が高くて寒いとか、孫が不登校になったといったことは問題になりません。

いっぽう「生活モデル」というのは、その人の生活を主体にしてみていく方法です。その人のライフスタイル、生活環境、人間関係を治療計画に織り込みます。生活モデル医療では、着地点をＱＯＬとは何かを話し合いながら決めますから、一人ひとりですべて異なります。

医療モデルでは、ほとんどの場合、着地点は金太郎飴《あめ》のように同質的です。そうでなければならないのです。一部の難病をのぞいてすべての病気には標準治療法が決まっています。系列病院や出身大学などで、少しずつ差異がありますが、処方する薬の優先順位や、手術の適用範囲などは決められています。

食事療法でも、高血圧の高齢者には、たとえ99歳でも減塩を指示します。それによって食べ物に味がなくなり、食欲が低下してもそれが決まりです。動脈硬化を予防するためには、肉や脂肪を控えます。もちろん酒もたばこも禁止します（90歳を過ぎた方に、「肺がん予防」といってたばこを禁止するのはどうでしょうか)。コレステロール値、血圧、血糖値もすべて標準に合わせて処方されます。

病院医療では、標準治療にしたがうことが学会や大学からのガイドラインですすめられていて、それを遵守しているかぎり、結果はどうあれ、医師の立場は守られます。身体機能が衰え、食欲が低下して、高齢で、死期が近いことがある程度予測できても標準治療は適用されます。

この病院の医療モデルを、在宅で行おうとする医師がいますが、せっかく在宅で制約の少ない生活ができるはずなのに、在宅医療の意味を理解していないと思わざるを得ません。在宅医療に病院医療を持ち込むべきではないと思います。

85歳過ぎたいのちは「めっけもの」

筆者もがんと診断され、病院のベッドで天井を見ながら、いろいろ考えさせられたので、患者として、少しはものがいえる立場になったと思います。

医師として考えても、患者として考えても、85歳過ぎたいのちは「めっけもの」です。それ以上に増やそうと思わないで、今のいのちを珍重するべきです。大切に思ってほしいと思います。禅僧のようなことをいうつもりはありませんが、一秒一秒を楽しみ味わってほしいのです。

80歳を過ぎると、社会的にも科学的にも、いつ亡くなってもおかしくありません。その覚悟をすることと、一秒一秒を味わおうとすることは同じではないかと思うのです。

私は60歳を過ぎていますが、大型病院に入院中、看護師に「若い患者さん」と呼ばれて苦笑いしたものです。その市立病院が実施している入院患者向けのアンケートでも、「体にマヒがありますか、一人で歩けますか、面倒をみてくれる人がいますか」というような、あきらかに「（虚弱）高齢者」向けの質問でした。

ほとんどの病院で、入院すると、80歳、90歳の人に、がんの手術や心臓のステント手術（心臓の冠動脈の血管を広げる手術）をします。そうしないと病院経営ができないという事情もありますが、市立がんセンターなど一部の医療機関では、90歳を超えた場合、必要最低限の手術のみ行うと取り決めているところがあります。

というのは、80歳を過ぎての手術など、体に負担が大きい「侵襲的治療《しんしゅう》」が、寿命を長くするかどうかはわかりませんし（逆のことも少なくない）、手術後の生活の質の低下を招く恐れがあるからです。胃の全摘《ぜんてき》などしようものなら、予後（治療後）はかなり不良です。食欲が低下し、食事量が減れば、脳への影響も小さくありません。認知機能が低下し、認知症にもなりやすくなることが考えられます。

では70歳代ならまだ十分に侵襲的な治療の余地があるのかというとそうともいいきれません。もちろん侵襲的な治療で治る病気であれば治療を受けることは現代人の特権です。しかし、70歳代の死は「若すぎる」という世代ではありません。ムリな治療を受けてかえって予後が悪くなることもあります。

覚悟を決めて、高いQOLを選ぶ道もあります。何度も繰り返しているように、QOLは医療者が考えて、患者さんに与えるものではありません。患者さん自身が、今までの人生でそうしてきたように、自分で選びとるものです。

「虚弱（フレイル）」とは、身体状況をあらわす言葉ですが、高齢で身体が虚弱になると、心もフレイルになり、木の葉のように医師などの判断に任せきりになる傾向があります。これは家族も同じです。しかし、医師が医療モデルしか考えなければ、治療はより侵襲的になり、「自分らしさ」、「人生の質」は二の次になります。

そのうえに医療財源という観点もあります。財源のパイはかぎられたものです。結果がよいのかどうかわからない、ゴールのあいまいな治療のために大きな医療費を投機的にかけることは、少なくとも家族、医療者が慎重に検討を要することです。医療もコストパフォーマンスを考える時期にきています。

高齢になれば、なるべく手術など侵襲的な（危険度の高い）治療をしないで、患者さんに、ご本人が考えるＱＯＬを選んでもらうことを最優先にすることが医者の務めであると思います。

一人暮らしの人の最期

この本のテーマでもあるのですが、「一人暮らしの人でも、自宅で最期を迎えることができるか」と問われれば、私は「まったく問題ありません」と答えます。

しかし、それは本人の心構えの問題です。本人や家族だけではなく、医療者も介護者も、看取りに対して恐怖感を持っている人が少なくないようです。

たとえば、がんの看取りは医師でも尻込みする人がいます。しかし、意外に思われるかもしれませんが、がんはもっとも看取りやすい病気です。これは私だけではなく、在宅医療を積極的に行っている医師の多くが感じていることだと思います。

一人暮らしの方でも、がんの看取りは、ほとんどの場合、痛みのコントロールさえできれば十分に可能です。痛みのコントロールは主に麻薬（オピオイド）で行います。最近では**PCAポンプ**を使って、患者さん本人が疼痛《とうつう》を高度に自己管理できるようになりました。病院にいても在宅でも同じです。

がんの場合、体が思うように動かなくなるのは最後の数週間あるいは数日というのが一般的です。それまでに、訪問医療（医師、看護師などの訪問）、訪問介護の回数が次第に増えていって、最後は毎日数回になります。介護士が、一日一度か、午前午後の二度見守りをすることで、まず問題なく看取りが行えます。

ここにときどき、ご近所のかたや家族などが顔を出すことができれば、本人の気分転換になり、沈みがちな気持ちをアップさせることができます。最期のときになると、ほとんどのかたは覚悟ができあがって

PCAポンプ　ＰＣＡは「自己調節鎮痛法」で、患者さんの静脈か皮下に針を常置し、患者さん自身が、症状次第で鎮痛剤を投与できる装置。患者さんが自分でコントロールでき、直接血管にいれることから効き目が早く出ます。ただし、針が皮膚に接続する部分からの感染症の危険や、チューブをつけることで身動きがとりにくくなるといったデメリットもあります。

いますが、気持ちが沈めば食欲にも影響がありますし、免疫力も低下します。

85歳を過ぎて、がんが見つかれば、治療をするかどうかはよく考えたほうがいいと思います。もちろん、侵襲の少ない手段で治せるがんであれば治療すべきです。しかし、転移があり治療に困難をともなう場合、日本では3人に1人はがんで亡くなるのですから、よくぞ85歳まで、がんにもならず生きることができた、と思っていいのではないでしょうか。

私は、最近、訪問診療で、一人暮らしの60歳代の方を自宅で看取りました。がんの末期で介護士が毎日入りました。その方は最期まで自己主張がはっきりしていて、最期に自ら点滴を希望されたので500ccの水分を点滴しました。500ccはコーヒー3杯分のわずかな量です。その後、数時間して亡くなられました。自分の死に方をイメージされていたのでしょう。大往生であったと思います。

それにしても、死ぬ直前に、「まだ点滴しても大丈夫」と考えて点滴を希望したわけですから、いかにがんは、クリアな頭のまま亡くなるかという証拠でもあります。

がんだけでなく、人は、望めば、病院でも施設でも自宅でも亡くなることができます。ただ、一人暮らしで、自宅で亡くなることを希望したら、亡くなった日か翌日には、その死が医療機関に伝わり、死亡診断書が書かれるように手配しておくことが重要です。何日も遺体が放置されるような死は、腐乱が起こりますので尊厳のある死とはいいかねます。「独居看取り」では、自分の死後の手順をイメージして、準備することが大切です。

コラム 独居看取りのコストの例

要介護 4 の場合

介護士が 1 日 3 回入ります。入浴は 1 週間に 1 度行い、医師による訪問は基本的に月 2 回、食事配達は 1 日 1 度とします。配食サービスは 400 円 / 日× 31 回＝ 1 万 2400 円とします。ほかの 2 食は介護士につくってもらいます。

医療保険、介護保険には支払い限度額が決まっていて、訪問診療の限度額は 1 万 2000 円で、介護保険の限度額は 3 万 5000 円です。

医療保険、介護保険を最大に使い、配食サービスを加えると合計額は 5 万 9400 円となり、これが看取りのコストの基準額と考えられます。

訪問介護では、食事、掃除などの炊事が行われますが、限度額の 3 万 5000 円以上は、個々の介護事業所の取り決めによって自費サービスを利用することになります。一時間 1000 ～ 1500 円が一般的です。

末期がんの場合

在宅での看取りには訪問看護があれば安心ですが、とくに末期がんの場合、訪問看護は確実に必要になります。訪問医療費の自己負担限度額は、一つの医療機関のみに適用されます。訪問診療・訪問看護・薬剤で、限度額はそれぞれ 1 万 2000 円ですから、医療費は 3 万 6000 円となり、これに介護保険の限度額（3 万 5000 円）、配食サービスを合計した 8 万 3400 円が 1 か月の基準額となります。

このほか、定時の訪問介護の代わりに、定期巡回型居宅介護サービス（24 時間訪問介護サービス）を利用すると、訪問介護のみの場合は定額 2 万 1212 円です。これに訪問看護を利用すると、セットで 2 万 4268 円になります。したがって、訪問診療費（限度額 1 万 2000 円）、薬代（限度額 1 万 2000 円）、配食サービス（1 万 2400 円）を加えると、基準となる金額は、約 5 万 7600 円～ 6 万 600 円です。

それは単に死の準備というだけではなく、生きている間に、自分の死をイメージして、しっかりした人間関係をつくり、整えるということであり、そのための努力は、生きることを味わい、楽しむためにも必須であると思います。

独居の場合、死亡届、死亡診断書を役所に届けるのは、葬儀を行う親族になりますが、親族がいない場合、役所がすべて手配します。

また、介護事業所、医師、親族、友人、近隣の人々なども、そのような最期を可能にするための心構えを鷹揚《おうよう》に持っていただきたいと思います。これから独居看取りは必然的に増えていくはずです。今、策定中の地域包括ケアシステムも、最終的には、もっと安心して独居看取りが可能になる仕組みを整えることがゴールになると思います。

訪問診療医もいやなら替える

医師による死亡診断書は、死の手順としてイメージしてください。もちろん死亡診断書が重要なのではありません。人間の誕生が役所への届け出によって社会的に認知されるように、人間の死も死亡診断書によって公的に認知されます。

誕生のときと違って、死は悲しみに包まれます。しかし、死は悲しみだけではありません。その人のいのちの完了であり、「よく生きてきた」という実りを「ことほぐ」（祝う）ときでもあると思います。また、その人のいのちが周囲の人の心に残されるときでもあります。

若くして亡くなる人への思いは特別なものがありますが、失われたものだけではなく、今までの実りをよくかみしめてほしいのです。悲しみが深ければ深いほど、その実りは豊かであったと思います。

80歳以上の長寿をまっとうできた人の死は、長い物語と多くの実りがあります。看取りという死へのプロセスは、その実りをともに味わう時間ではないでしょうか。

がんで亡くなる人の場合、訪問診療、訪問介護が入るのは、死のほんの少し前です。なかには数日前ということもあります。がんの在宅死に問題があるとしたら、看取り期間があまりにも短く、深い心の交わりができないうちに別れが訪《おとず》れることであるかもしれません。

ですから、がんの場合、少し早めに訪問診療医を探してください。そうしないと信頼関係を結ぶ時間がないまま、気心の知れないうちに最期を迎えることになります。最期に気の合わない訪問診療医に看取られて亡くなるのは悔しいことであると思います。

外来医療と訪問医療が両方できる診療所なら、元気なうちは外来を受診し、歩けなくなったとき訪問を受けることができます。ときには、病院などで外来受診をしながら、訪問診療をも受ける「併診《へいしん》」という方法もあります。

本来、歩ける人は外来受診、歩けない人が訪問医療になります。ですから車などの「足」がある人はぎりぎりまで外来受診しますが、つらいのにムリをして外来受診する必要はありません。さっさと気の合う訪問診療医を見つけて、訪問診療に切り替えるほうがいいと思います。

また、訪問診療医についても、信頼関係ができそうな人が見つかるまで、「ほいほい」替えてもいいと思います。二、三回の「お見合い」で、いやだなと思ったら遠慮無く替えます。先述したように、看取りは、人生の実りをともに収穫するときです。それができそうにない医師では看取りになりません。医師にしても、反省するべきことを反省することで成長していくのです。50歳になっても60歳になっても反省することだらけです。

自分の「人生観」を優先する

しかし、家族や本人は、こんなことを考えるはずです。

「まだ元気なのに、死を考えるのは不謹慎だし、縁起でもないことだ」「そんなにドライに家族の死を考えられない」「こんなに元気なのにわざわざ医師を呼ぶのは不自然かもしれない」「せっかく来てもらったお医者様だから、感じは悪いけどあきらめよう」「自分のことをよく知っているから、今さら別の人に来てもらうのは大変だ」。

しかし、人生の質に関わることだからこそ、じっくり余裕をもって前倒しで考え、遠慮や後悔を残さないようにします。

とくに末期がんのケースを事例とするのは、看取りについて説明するうえで、がんはわかりやすい病気だからです。ほかの病気の場合、どの段階を看取りとするかはそれぞれでクリアカットにはいかないのですが、末期がんの場合、予後はかなりの確度で予想できます。多くの場合、不安や恐怖はあっても、本人は覚悟を決めているので、末期がんの人を取り囲む人も覚悟を決めて、きちんと向き合うようにします。がんはもっとも進行が早く、予後が予想できるという以外は、基本的にはほかの病気や老衰の場合の最期と変わりありません。

がんの場合、訪問診療が必要になるのは、平均的に死の前の一か月とされます。1週間前、2週間前のことも珍しくありません。がんの末期はあっという間です。トイレに行けなくなるのが1、2週間から数日前、会話ができなくなるのは死の数時間前というケースが多いようです。だから、高齢になり、死ぬための病気を選べるなら、「がんがいい」という医師が少なくありません。

誰でも、何年も何か月も寝たきり状態で、家族や介護士におむつを替えてもらったり、色や味もはっきりしない「嚥下《えんげ》食」を食べさせられて死ぬのはゴメンだと考えているのではないでしょうか。それでいて、自分の家族には何も考えずにそうしています。

人間が死ぬというのはたいへんなことです。「仕舞い支度」という言葉がよく使われますが、自分で仕舞い支度できる間はいいのです。問題は、それができなくなるときが誰にでも一定期間あることです。

さらに問題をこじらせているのは、医療技術が進歩し、その一定期間をある程度延長できるようになったことです。ときには一年も二年も延長できるのですが、本人はほとんど意識がなく、たとえ意識があっても認知機能が低いことが多く、本人にとってその延長期間が実りのあるものかどうかを判断するのが難しくなっていることです。

いのちを延長するのは「科学」といえますが、その「いのちの質」（ＱＯＬ）を評価するのは、その人自身の人生観に基づく「主観」です。このことはいくら強調しても足りないことです。

訪問診療医は早めに決める

末期がんと診断されたら、まだ元気なうちに訪問診療をはじめても問題はありません。もし、末期がんという診断が誤りで、その後元気になるようなことがあったら、それこそラッキーです。訪問診療医は喜びます。

また、すでに数回訪問してくれた医師だから断れないということはありません。「気が合わない」という理由で断っても困ることはありません。次に来た医師は、前医から情報提供を受けるので、病歴は十分に理解できます。カルテは本人と家族のものだと思ってください。

看取り医療をもっと重く考えるべきです。遠慮することはないのです。それに、相手の欠点しかみない

「クレイマー家族」の場合なら、替えてもらえれば医療者のほうが喜びます。

医師、看護師、介護士との信頼関係ができないまま看取りの状態に入るのは互いにつらいことです。訪問診療医を早めに決めれば、さまざまなことを相談できますし、信頼関係を互いに温めることができます。

がんの場合、病院との関係を断つことを不安に思い、病院医師のいうなりになる人も多くいます。しかし、今まで述べてきた通り、病院の価値観はＱＯＬ優先ではなく、延命優先です。その価値観を共有できなければ、入院していても安心できません。医師のいうことに不信感を持つこともあります。

医療技術が発達し、一秒でも長生きするという病院の価値観を一般の人も共有する必要はないのです。現在、約8割の人は病院で亡くなり、注射、点滴、手術などあらゆる医療処置の末に、あたふたと死が訪れます。これは看取りとはいえません。看取りとは、何度も繰り返してきたように、本人と周囲の人が悠《ゆう》揚《よう》とした時間を過ごし、対話し、別れのときを惜しむことです。残念なだけのものではありません。

また看取りでは、亡くなったあとも、家族や医療者の心の中に余韻《よいん》のようなものが残り、「同士」として気持ちが通じ合います。ご遺体に対しても、十分な尊敬を感じることができます。ご遺体のことを「亡骸」と書いて「なきがら」と読みますが、生きていたとき、その人と心の交流があれば、ご遺体は、「からっぽなもの」などではなく、その人の霊、いのちの残り香のようなものを強く感じます。この感覚はその場に居合わせないと、なかなか理解できないものかもしれません。

しかし、病院死の場合、その残り香を味わっている余裕はほとんどありません。まず「ほかの人にショックを与える」という理由で、死はひたすら隠され、夜中にこっそり運び出されます。ほんとうに死は他の人にショックを与えるのでしょうか。確かに気持ちが明るくなることではありませんが、別れを惜しむことで、いのちの終わりを知り、いのちについて考えるときを持てることも事実です。

人間の死（だけではないかもしれませんが）には、その人のオーラのようなものがあり、それを、そこにいる人たちと共有することで、不思議な一体感を覚えます。人生は楽しみを味わうことだけに価値があるものではありません。悲しみをともにすることも、また一つの人生の深みであると思います。

自宅で看取りを行うことは、さまざまな意味でいのちの実りをあとに残すことができます。最近では、高齢者ケア施設などで、棺《ひつぎ》を囲んで偲ぶ会を行い、入居者が棺を玄関で送る儀式を行うこともありますが、それをいやがる入居者のことを聞いたことがありません。

病院死は、死をタブー視する傾向があります。看取り死は、死に対してしっかり敬意をもつことでもあると思います。

看取り医師の探しかた

看取りのときにつきあう医師は、本人の場合も家族の場合も、ウマが合う、合わないがあります。何度も繰り返してきたように、看取りのときは、人生の大切な時間です。ウマの合う医者と出会うと、家族—

医師―看護師と、よい二人三脚ができて、悲しい中に、お互いに、豊かな時間をもつことができます。

しかし、人の話を聞かない医師だったり、「上から目線」でものをいい、意味もなく偉そうにする医師、融通《ゆうづう》の利かない医師、優柔不断な医師、親切だけど過剰医療の医師、脅《おど》すようなことをいう医師などいろいろです。

人間の最期は、それを見守る医師にとっても、ご本人、家族とともに、心が揺れ、悩み、だからこそ心を通わせるときです。ですから、ウマの合う合わないは医師にとっても重要なのです。

先述のように、末期がんの場合の訪問診療は、最後の一か月から1、2週間という短い期間で、お互いに心を通わせるには時間が足りないことがあります。ですから、末期がんの場合でも、退院時に決めた訪問診療医にすべてを任せるというのではなく、外来医療で医療機関を回って「ドクターショッピング」をしたほうがいいと思います。

末期がんだけではなく、自分の最期を看取る医師は、外来通院で早いうちから目星をつけておく必要があります。「あの医師とはウマが合うから看取りをしてほしい」という感性を大切にします。看取りだけでなく、もともと、かかりつけ医とは気が合うにこしたことはありません。医者は、健康アドバイザーです。「話しにくい相談相手」なんて無用の長物です。医師が患者さんを「患者様」と呼ぶかどうかということより、信頼して、話を聞いてもらえるかどうかがもっとも重要であることは論を待ちません。

その意味で、こんなことをいうと叱られそうですが、診療所の外来は、ショールーム的な役割があります。

診療所で、主治医を探すときは次の点をチェックしてください。

①まず、**訪問診療をしてくれるかどうか**は、看取りの場合には絶対条件です。「まだ看取りは先のことだからいい」と思うかもしれませんが、いつ看取りのときになるかわかりませんから、それなりに医師選びの条件の一つに加えましょう。訪問診療をあらたまってしないまでも、スポット的な往診で看取りを行う医師もいます。

介護施設のケースと同じで、看取りを行う医師は、患者さんを診る視点が異なります。医療モデルより生活モデルの視点が強くなります。家族の話もよく聞いて、家のなかの療養状況も想像します。「総合診療」という言葉がありますが、単に何でも診療するということではなく、生活モデルの視点を持つかどうかではないでしょうか。

以下、看取りの場合でなくても、よい「かかりつけ医」を選ぶコツを、自戒と経験をこめて列挙します。

②まず、**ざっくばらんに、いろいろ相談できそうな医師かどうか**です。

ときとして医師は一方的にわかりにくい説明をします。自分ではわかりきっていることなので、相手に合わせて表現できないのです。医師が努力するべきことで、これができなければ、やはりきちんと患者さんと向き合っていないといわざるを得ません(自戒、自戒)。

一生懸命、具体的な事例で説明していても、それでも何をいっているのかわからない人がいます。相手の表情をみていない証拠ともいえます。とくに、聞き返しにくい雰囲気があるようでは大減点です。

患者さんはよく、「何を質問していいのかさえわからない」といいます。それもそのはずで、医師と患者さんでは知識量に圧倒的な差があります。数学科の大学院生が、小学一年生に算数を教えるとしたら、まったく異なるスキルが必要になるのと同じです。

最初の説明では面くらうかもしれませんが、何度か顔を合わせるうちに、お互いに問題の焦点がわかってきます。そうなったら、遠慮せずズケズケ聞くようにすることが大切です。それができない雰囲気なら信頼関係が結べませんから医師を替えます。

③ふだんは外来を受診しているけれど、**電話一本で訪問してくれる腰の軽さ**は頼りになると思います。ちょっと不安なことがあれば、電話で相談に乗ってくれるかかりつけ医がいれば、何も救急車を呼ぶ必要はなくなります。

コミュニケーション力は診立て力

④**診療所全体の雰囲気**もチェックします。
物理的に、診療所が清潔で、においがないことはあたりまえで、「いい医者なんだけど、待合室がきたない」というのはいただけません。医師がきちんと看護師など職員を掌握《しょうあく》していない証拠です。職員が、待合室に、小さなゴミでも落ちていたら、さっと拾うという気持ちを持てるかどうかは医師の日頃のコミュ

ニケーション次第です。

医師が、頭から職員を叱ったり、神経質に注意している気配も考えものです。それでは院内コミュニケーションは十分はかれません。医師といえども間違えることはありますが、日頃のコミュニケーションがよければ、しっかり看護師など職員のフォローがあります。

また、看護師などの立場から、医師に対して、この患者さんはこうしたほうがいいです、といってもらえれば診療に生かすことができます。患者さんは、日常の様子を、医師ではなく、看護師や受付の女性に話すことがあります。彼女たち（彼ら）の視点と情報は重要です。

ですから、職員が医師に対しておどおどしていないか、医師と職員がフランクに話しあっているかもチェックしてほしいところです。

⑤同様に、**診察場面や職員間で笑いがあるかどうか**もあんがい重要です。笑いがもれるということは、診察に余裕があって、患者さんや家族が話しやすい雰囲気があることをあらわしています。

われわれが、よく冗談半分、本気半分でいうのは、「かかりつけ医は、診立てのよい医者より、気立てのよい医者」です。診察能力（診立て）は大切ですが、医師が一方的に患者さんに説明し、自分の価値観を押しつけるようではダメです。患者さんが自分の症状を医師に十分に理解してもらった、という満足感をもつことから治療ははじまります。

⑥患者さんからだけではなく、**家族からの情報をよく聞き取ること**も大切な要件です。家族との信頼関係

がなければ看取りはできません（ふつうの治療もできないと思います）。

⑦もっとも、「とても親切で気さくな先生」だからといって、「いい医師」かどうかわかりません。いっぱい薬を出す医師など**侵襲《しんしゅう》的な治療を予後の説明なしにすすめる医師は警戒**したほうがいいといえます。とくに、5剤を超えるようなら、医師に「それはほんとうに必要でしょうか」と聞き返す勇気をもってほしいと思います。それでキレるような医師ならきっぱり変えたほうがいいから、「聞き得」です。もちろん5剤を超えても必要な薬は必要ですから、十分納得して投薬してもらいましょう。薬は、毒にも薬にもなるものなので、80歳を超えるフレイル（虚弱）な高齢者なら、有害に働く可能性があることは十分認識してください。

以上のことを自分の目で確かめてください。

病院を退院したりして、急に訪問診療を導入することになった場合、訪問医に関する情報収集は欠かせません。そういうとき情報通のケアマネは頼りになります。

情報通のケアマネは、しっかり医師を見極める力を持っています。身内同士では、「あの医師はダメだ」などと噂しているようですから、「ジャの道はヘビ」ではなくて、医師にとって手ごわい存在です。しかし、そういうケアマネは医師にとっても頼りになるのです。

堂々と「独り死」しよう

「孤立死」「孤独死」が問題になるのは、死にいたるまでの過程で孤独であったことです。いっぽう、看取りとは、数人で心を一つにして最期の果実を「もぐ」という行為です。

ですから誰とも心を共有できない死は孤独です。その人は、誰かに何かを語りたかったかも知れませんし、あるいは人のぬくもりを感じたかったかもしれません。コップ一杯の水がほしいと思ったときがあったかもしれません。

死んでから遺体が放置されてあることも、人間の尊厳を考えると問題です。ですから、「放置死」さえ避けることができるなら、独居で「実りある死」を迎えることは、当人の覚悟でいくらでも可能です。

昔、日本には、武士の切腹が「美しい」とされていた時代がありました。もちろん、どんな場合でも自死がいいわけがありません。でも、自然な死であれば、従容《しょうよう》として迎えるということも、また人の心の用い方として「あり」です。重い病気で、「死ぬのはいやだ」と泣き叫ぶこともあると思います。しかし、そうやって死への恐怖を和らげているのではないかと思います。われわれはただその苦しみが、いかばかりかとおもんばかるだけです。

死の瞬間についてはさまざまな人のさまざまな記録があります。作家の吉村昭氏は、2007年、末期がん（原発巣は舌がんで、2年後、膵《すい》がんのため膵臓全摘）で自宅療養中、娘に「死ぬよ」といって、点滴のチューブを自らはずし、翌日亡くなりました。79歳でした。新聞は「吉村氏が自殺した」と報道し、それに対して家族は怒りの声明を出します。医師として吉村氏のやり方を認めるわけにはいきませんが、人間として批判できる人がいるでしょうか。

高齢の人の多くは、死の瞬間に、従容と死を受け止めていると思います。それを受け止められないのは家族のほうではないかと思うときがあります。

家族は、本人のようには死を覚悟することができません。家族にはさまざまな歴史があり、死はその人一人だけのものではありません。家族は、本人の覚悟をなかなか理解することができないものです。いっしょに暮らしていても難しいのですから、離れて暮らしているとなおさらです。

たとえば、千葉県に嫁いだ娘が、北海道に独居する年老いた母親の心配をするのは当然です。母親を北海道の施設に入れたいと思うけれど、覚悟ができた母親はそれをいやがり、本人と家族の間で齟齬《そご》が生まれます。だからといって母親を千葉に呼び寄せるのはもっと問題があります。

たとえ冬寒くても長年住み慣れた場所や人間関係は、家族といえども侵《おか》しがたい聖域です。いつも見慣れている風景や、家、家具、近所づきあいの一つひとつが、その人のいのちの付属品になっています。

そのうえ、呼びよせによって新しい家族関係の中に身を置くストレスは相当なものです。それだけで病気になったり認知症になる人がいます。

ですから、一人暮らしで在宅死すると決めたら、ぶれないで腹をくくることと、毎日、誰かと連絡をとる工夫をしてください。訪問看護師、介護士が毎日入っていれば安心ですが、毎日でなければ、ほかの方法を考えます。介護士などが来ない日は、家族や、友人、近所の人と連絡をとりあったり、郵便配達や新聞配達などの人によく声をかけることも大切です。

町内の見守りボランティア、民生委員の人などとも連絡をとることも重要ですし、自分ができるときにボランティア活動に積極的に参加することも意味があります。だいたい、一人で死ぬということは、寂しさや退屈とのたたかいになりますから、話し相手をたくさんつくるようにします。これは家族と同居していても同じです。

独居の場合、次のようなことは最低限行ってください。

①自分が亡くなったときの連絡先を書き留めて、特定の人あるいは誰でもが確かめられる場所におく。
②気の合う訪問医をみつける。
③近所の人に遠慮なく助けを求める（近所の人も、互いに助け合う地域づくりをすることで、張り合いが生まれ、街が活気づき、防犯・防災・減災につながります。そのような地域が広がれば、遠くに住む自分の親なども同じように親切にされます）。
④ほぼ毎日、誰かが訪問したり、電話で連絡しあうようにする（隣近所、家族、友人のほか、弁当の配達なども含めて）。
⑤気が変わったらいつでも方針を変えて、病院に入院する。

第六章

家族が看取るとき

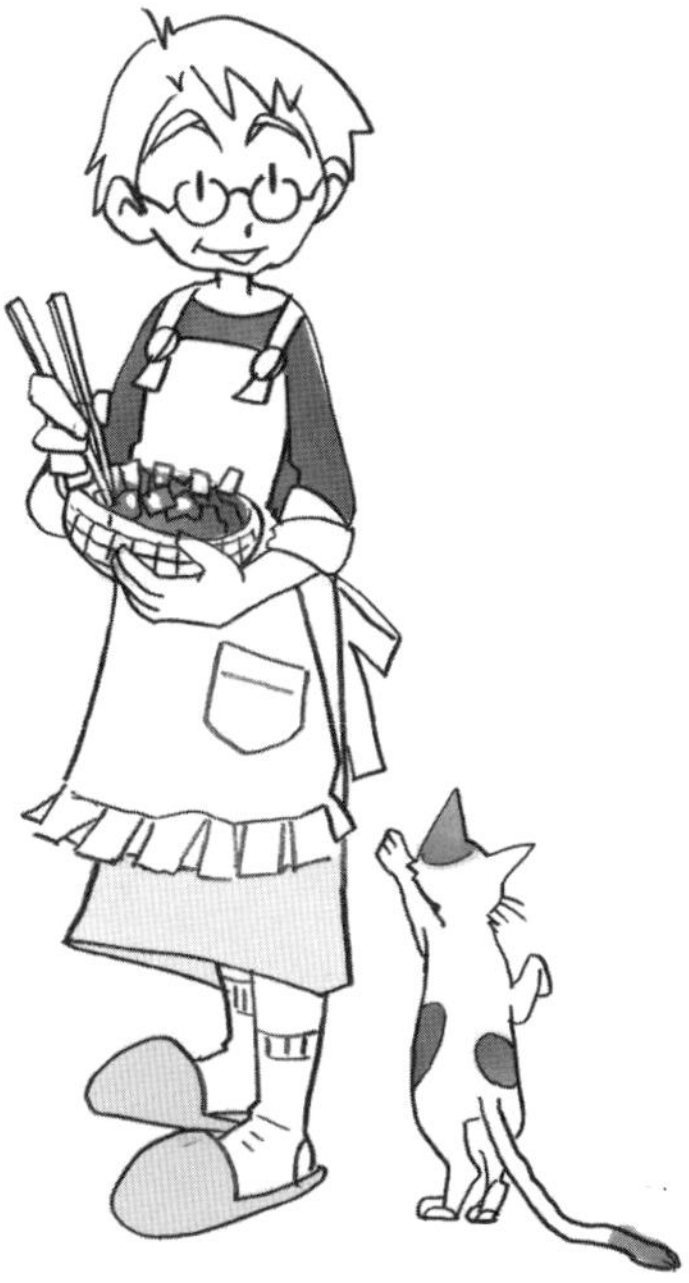

意思決定マニュアル

訪問診療の対象となる患者さんは、基本的に重介護などで、自分では動くことができない人です。訪問診療の期間は当院のデータでは平均1年ですが、先述したように、がんの場合は平均4週間です。

訪問診療をはじめる際に、症状が悪化したとき延命措置をするかどうかの対応を取り決める必要があります。つまり、いつどのようなとき救急車で入院するか、あるいはしないかを確認します。といっても、最初に取り決めても、その経過次第で、家族、本人の心が揺れ動くことがあるので、その意思は尊重されなければなりません。

米国では、認知症の場合の「意思決定支援テクニック」がマニュアル化されています。親族間で、最期のときの意見が異なる場合があり、意思統一には時間をかけます。

米国でも、日本と同じく、看取り期になると、遠くにいる親族がとつぜん割り込んできて、事情を理解しようとしないまま自分の意

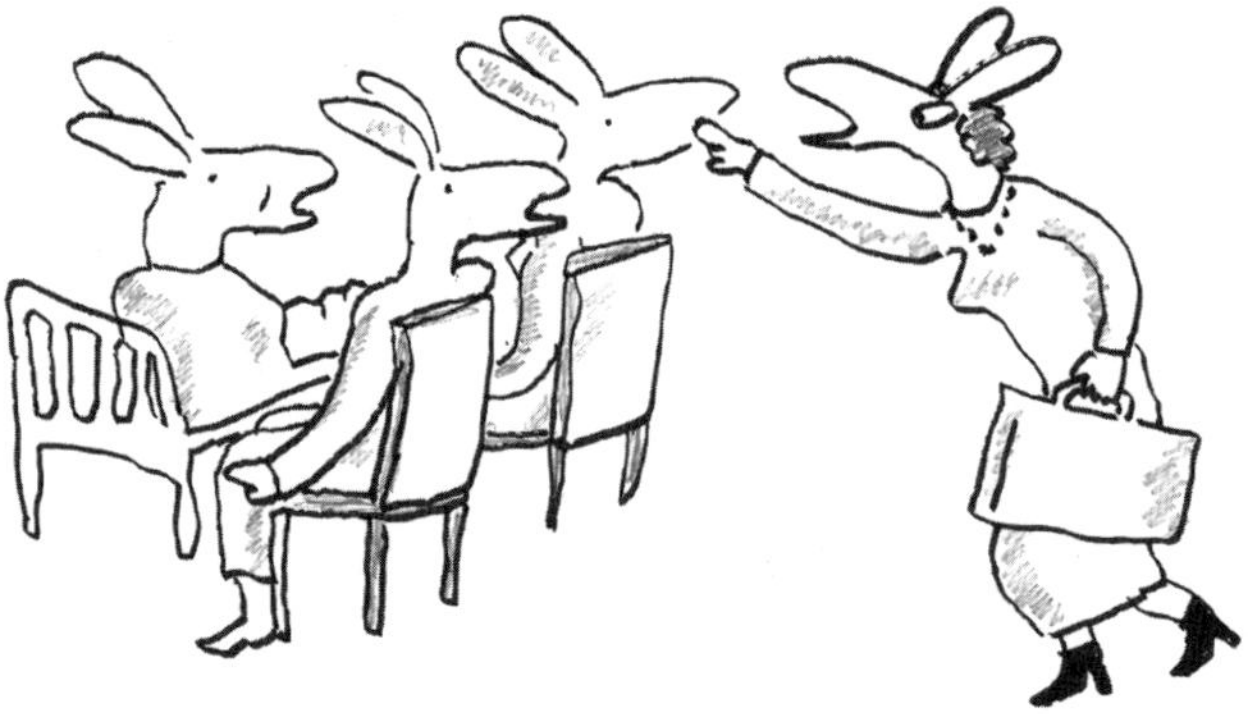

遠くの親族は声がでかい。

見を主張する場合があります。本人の兄弟姉妹であったり、娘・息子であったりします。米国では「カルフォルニアの娘」（Californian Daughter）と揶揄《やゆ》的に表現するようです。面白いのは、日本でもそういう親族には女性が多いようです。遠くにいて何もできないゆえの罪悪感も働いてか、入院、胃ろうなど過剰医療に肩入れする傾向があります。

認知症の場合、（といっても、虚弱で高齢になると多かれ少なかれ認知機能は低下しますから）次の意思決定支援テクニックのポイントは日本でもあらゆる面で参考になります。要は、親族会議に医師が加わるというかたちです。

①関係者全員を召集

重要な親族が一人でも不在だと、あとで「聞いてなかった」「なんで見殺しにした」といいたてる人がいるので（まさかそんな人はいないと考えてはいけません）、必ず重要な決定のとき（入院、胃ろうなどをつけるとき、看取り期）に集まってもらい、会議を開きます。

当事者に認知機能の低下がある場合は、過去の当事者との会話を思い出しながら、当事者の希望にそった看取りを行います。たとえば、「お父さんは、延命してほしくないといっていた」など、家族で話し合って結論を出してもらいます。この話し合いそのものが看取りの重要なプロセスであり、親族が心を通わせるという看取りの実りの一つといえます。

②医師による説明

これまでの病気の経緯、今後の経過の可能性を医師が説明します。このとき、医師は懇切丁寧に、わかりやすい言葉で説明する必要があります。専門用語を使って不得要領な説明をしては何もなりません。家族から質問が出やすいように説明します。

③ベストな方法の提示

医師は、問われれば「私だったらどうするか」を説明し、最終的には家族にゆだね、最後の決定を行います。往々にして家族は意思決定ができないことが少なくありませんから、その場合、医師が自分の経験に照らしてベストと思われる看取りの方法を提示します。たとえば、医師は、自力で食べられなくなった人に胃ろうをつくるかどうかを決めるとき、胃ろうをつくることによって何が得られるか、その予後はどうなるかを納得できるように説明します。

むしろ家族が意思決定できなくても当然です。家族にとって看取りはほとんどはじめての経験ですが、医師の多くは、それまでに、数十人、数百人以上の看取りを行っており、人の最期がどうなるかは、「あらゆる」といっていいケースを承知しています（それでも人の最期は読み切れないことが少なくありません）。ですから医師は家族に判断材料を提示して、家族に意思決定を行ってもらうように努力します。このとき、それぞれの医師の主観が入ると思います。家族は十分に話し合って、後悔のないように合意をかたちづくるようにします。

胃ろうの造設を検討する

看取り期に医療モデルが適用されると、過剰医療になる傾向があります。たとえば、胃ろう造設などです。何度も述べているように、病院医師のミッションは一分一秒の延命にあり、QOLは考えません。ただ、在宅医の中にも、「今、胃ろうをしないと亡くなりますから、殺人になりますよ」などという人がいます。明らかに自分の価値観の押しつけ（脅し）ですから、それに従う必要はありませんし、そもそも胃ろうの意味がわかっていないのです。

胃ろうは、消化器の病気などで一時的に食べられなくなった人の栄養摂取のために開発された治療手段です。虚弱な高齢の方でも、胃ろうを造設したら、いずれそれを除去する方向で治療計画をたてます。

しかし、日本では、病院などで介護力がないことを理由に安易に胃ろうを造設する傾向があります。胃ろうは簡単に外せますが、一定期間以上、胃ろうによる栄養摂取を行うと、口、のどのさまざまな機能が失われて、しゃべることも、飲食することもできなくなります。

当然、認知機能の低下に拍車をかけ、意識水準も低下します。胃ろうで長生きすることができるといっても、誰がこの状態での生を望むのかしっかり考えていただきたいと思います。それでもなお家族や本人がそれを望むなら、胃ろうにも意味があります。

医師の中には、家族の歴史も背景も、社会的事情も、その考え方も理解しようとしないで、「いのちの価値は自分だけが知っている」と思い込んで、延命治療に突き進む人がいます。医師は治療をほどこすことを専一にまかされた職業ですが、いのちの価値を決められると考えるのはあきらかに越権です。

胃ろうを造設すると退院後の生活にさまざまな支障が生まれます。介護施設の中には、胃ろう造設者を受け付けない施設がありますし、一度、造設した胃ろうを、口で食べられるようになった（経口摂取）という以外の理由で、はずすことは基本的にはできません。

病院で胃ろうなど延命処置をしないことを決めたら、もう病院では何もすることはありませんから退院する必要があります。高齢者ケア施設に入るか、在宅医療に入ります。このとき、在宅医療を過度に恐れると、病院医師に従うしか方法はありません。実際に在宅ではムリな場合もありますから、家族でよく話し合い、かかりつけ医やケアマネ（地域包括センターなどの）に相談してみるといいと思います。

認知症の人の胃ろう造設

筆者は、基本的に重度の認知症の人に胃ろうはつくるべきではないと考えています。このことは家族にも伝えます。「胃ろうをつくろうかどうしようか」と迷うときは、すでに認知機能の低下、言語障害、嚥下障害などがあります。欧米ではこのような場合、胃ろうは造設しません。

そもそも胃ろうは、高齢のために心身が衰弱して食べることも話すこともできなくなり、その状態から回復する見込みのない人に行うものではありません。

先述のように胃ろうは簡単にはずすことができ、胃に開けた穴（孔）は1、2日でふさがります。医療としての胃ろうは、多くの場合、あとではずすことを前提に造設します。

人によっては胃ろうをしたまま、話すことも食べることもなく、無表情に数年間、存命することがあります。この間も「内なる意識が活発に働いている」と考える人がいます。たとえ、それが事実であるとしても（事実であればこそ）、それは幸せなことなのでしょうか。当人はそれを望んでいるのでしょうか。自分でお茶の一杯もすすれない状態というのは、それだけで気持ちがふさがれてしまうものではないでしょうか。また胃ろうといえども手術ですから当事者の体に負担になることも事実です。

もちろん家族がそれを必要と信じるなら、胃ろうは意味があることかもしれませんが、その場合は、自費で行うべきではないかと思います。

当人の意思がはっきりしているならこのかぎりではありませんが、この判断はケース・バイ・ケースになります。マニュアル化はとうていできません。家族がしっかり考えて、当事者の意思を尊重することになります。

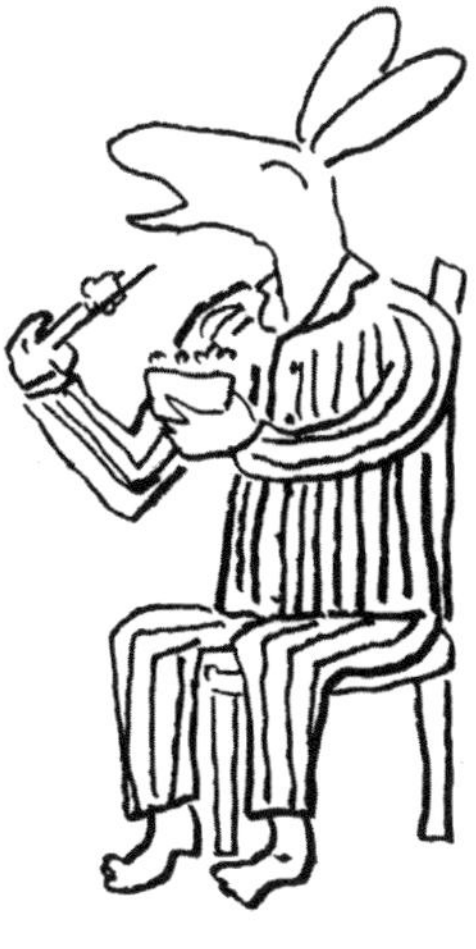

口から食べてこそいのち。

医療者は、専門職としての判断とともに、高度に主観的・倫理的な判断が求められますし、また、家族との信頼関係が必要になる理由でもあります。

信頼関係なくして看取りなし

看取り医療の方法について、米国にはマニュアルがあるからといって一律に解決できることではありません。まして日本ではなおさらです。家族会議をしてまとまらないこともあります。そもそも「家族」といっても、ご存じの通り、まとまりのない共同体です。家族の中には内縁関係もありますし、金銭をめぐる利害関係もあります。医師、看護師、介護士など専門職は、家族にはなりえないのですが、専門職として、家族とは異なる信頼関係をつくる必要があります。それは病院医療でも在宅医療でも同じです。

この信頼関係の中でしか看取りは行えません。ですから、患者・利用者さんとその家族と訪問医療・介護の専門職との「相性《あいしょう》」が重要になります。

たとえば、高熱が出て肺炎などにかかると、家族は患者さんを入院させることが多いのですが、在宅医と患者家族の信頼関係がきちんとできていれば、肺炎になっても在宅で治療することができます。嗜眠《しみん》傾向（昼間も居眠りが多い状態）が強くなり、食事の自力摂取が難しくなると、在宅医師が「入院しますか」と家族に尋ねても、入退院を繰り返してきた家族なら、「もういいです」と答えます。

家族の「生き死に」の決断に、第三者である医師は意見を求められるわけですが、医師の答えの半分は専門職として、残り半分は人間としての主観です。この残り半分に心から共感してもらえるかどうかが信頼関係に関わることです。

看取りの段階になり、これがほんとうに最期かどうかは、医師が判断することになります。この判断がなかなか難しいのですが、先述したように、２００～５００ccほどの点滴をしてみて、むくみが出るようなら、もはやその人は、外部からの栄養や水分を摂取する力を失っています。

医師の「科学的」というより「主観的」な余地が入るのは、もう少し前の段階での点滴、胃ろう、気管切開、人工呼吸器などのチューブ類を使うかどうかについてです。病院医師なら条件反射的に延命処置を行うことは再三述べている通りです。

この主観的な余地を埋める判断をするのは、まず当人であるべきです。

誰でも「老いて来たな」と感じたら、「胃ろう、気管切開、点滴などの延命処置はしない」と、周囲の複数の人に常に伝えておく必要があります。

文書化することも意味がありますし、極端にいえば、額にして寝室にかけておいてもいいと思います。そのくらいしないと、延命処置が日本では常態化しています。尊厳死協会に加盟して、その趣旨を書いたカードを持ち歩いていても、いざというとき、病院に搬送されたら延命処置を受けますし、在宅の場合でも、家族や「カルフォルニアの娘」の判断が優先されてしまいます。

もちろん、反対に、「私は、どんなことをしても延命してもらいたい」という希望があってもいいと思います。また、家族が納得する期間を設けるために、延命するということもあります。遠いところにいる子どもが臨終に間に合うようにするための延命もあります。本人の意思が延命拒否でも、十分な理由があれば、家族の意思を尊重することも大切であると思います。

死は、その人だけの問題ではなく、家族全体の問題です。家族を悩ませ、混乱させてしまう責任は、専門職としての医師にもあると思います。

家族って何？

筆者は、在宅医療に携わる立場から、超高齢社会の「家族」というものについて、根本的に見直す必要があると思います。

家族の形態はさまざまで、家族とは何かを一律にいえません。内縁関係もあれば、離婚再婚を繰り返して、いくつかのサテライト家族を持つ人もいます。最近では、男性同士、女性同士のカップルが一つの家族を形成するという話題もチラホラ見受けられます。欧米では同性婚が法的にも整ってきました。同性愛は、趣味でも病気でもないので、社会が受け入れるしかありません。

北欧など離婚の多いところでは、「血縁」は家族の条件になりません。血縁関係のない子どもと仲良く生活する家族が大勢います。もちろん、いっしょに暮らしているかどうかも家族の条件になりません。一軒の住宅を共有して「ハウスシェア」をしていたら、みんなが家族ということになります。もっとも、みんなが「家族だ」と思っていたら、それが家族なのかもしれません。別居しながら、協力して子育てをする夫婦もいます。片親に別の家族がいる場合といない場合があります。子どもは毎日同じ学校に通うのですが、帰る家が日替わりで変わるのです。

欧米の家族観と日本の家族観を比べると、欧米の家族は、家族成員の独立性が高いことが指摘できます。子どもは20歳前に家を出ると、親のところに戻っていっしょに暮らすことはまずありません。親もそれを期待していません。

最近では、欧米でも独身の子どもが親と同居する率が増えているようですが、日本と比較すると親離れ子離れはかなりドライに行われます。欧米に養子縁組が多いのも、家庭の役割が「巣立つまでの一定期間だけをあずかる」という社会認識があるからではないでしょうか。北欧などでは、子どもは社会からの預かりものという意識が強いという話もあります。

これは動物の巣づくりの習性と同じで、家庭は子どもを育て巣立たせる機能という発想です。人間がほかの動物と異なるのは、巣立ち後、家族が離ればなれになっても、家族としてのきずなを解くことがないことです。

日本では、家族の結束はとくに強く（アジア全体では日本以上の国があるようですが）、よくいえば支え合う共同体で、悪くいえば「依存的」につながり、自身との区別がはっきりしない関係です。

嫁と姑の関係の「こじれ」は日本だけの現象ではなく世界共通ですが、欧米には「二世代住宅」「三世代住宅」という発想さえありません。嫁と姑は磁石のように反発しあうもので、せいぜい「スープの冷めない距離」を保つのがよい関係をつくるうえでの限度です。

しかし、日本の親は息子夫婦、娘夫婦に同居してほしいと願っている人が多くいますし、政府の介護保険政策、住宅政策や、テレビのホームドラマなどでも、そのような生活スタイルがたたえられているようです。もちろん、三世代以上の生活で「嫁」が快適に生活している事例は少なくありませんが、それは家族内で、「他者共同体」という割り切りをしているからではないでしょうか。赤の他人がいっしょに暮らすには、それなりのルールを持って線引きをしないと、互いに干渉しすぎて（期待しすぎて）、自然な関係を保てません。

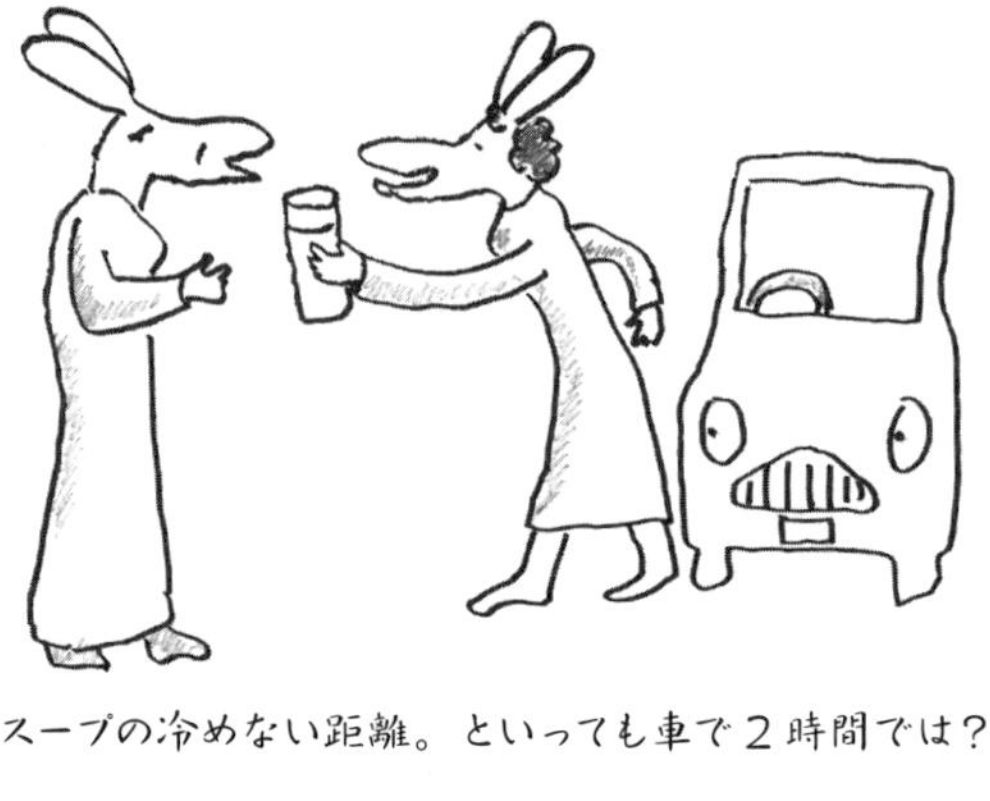

スープの冷めない距離。といっても車で２時間では？

いっしょに暮らすなら「赤の他人」になる

快適な多世代共同体をつくるには、憲法のような厳格なルールを持つ必要があります。互いに最大限の遠慮をしてはじめてうまく同居できます。

この家庭内の「割り切り」ができないで、依存的な家族意識を持ったまま、遠くの親を呼び寄せていきなり同居するのは失敗する可能性が大です。

「親が虚弱で独居は難しい」という理由で、遠いところから親を引き取って同居すると、親は新しい生活に慣れるストレスで心身がむしばまれます。リロケーション・ショック（住み替えショック）といって、虚弱高齢者はそれだけで種々の病気を引き込みます。認知症、心筋梗塞、脳梗塞、がんなどもその一例です。リロケーション・ショックは、病院や施設への移動でも起こることがあります。

若い世代が親を呼び寄せて同居するときは、互いに「赤の他人」同士が同居するという意識を持つ必要があります。家族内憲法をつくり、親は家賃を払ったり、ベビーシッターをするなどオー・ペア（相互扶助）の関係をつくり、互いに最大限の敬意を払い、干渉しあわない姿勢が欠かせません。

しかし、わざわざ呼び寄せて「赤の他人」となるくらいなら同居する意味がありません。互いに根の張った地域で、のびのび生活する道を講じるほうが精神的にも身体的にも健康的です。年とともに地縁コミュニティは家族より重要になります。

極端な話かもしれませんが、行き過ぎた「家族愛」は、精神病理の一つで「共依存」的なものです。同居していると互いに依存心が強くなり、親の死という自然なことが客観的に考えられなくなります。親の衰えや死は誰にとっても悲しいものですが、人は生死によって世代交替していくのが自然の摂理です。この摂理を受け入れる必要があります。問題はその受け入れ方です。それは自分の老いや死を受け入れることと同じです。

年老いて弱くなった親を引き取っていっしょに暮らしたいと思ったら、明確にするべきことは、延命処置に加担するよりも看取りの意識をもつことです。今日は元気でも、毎日が「お別れ」です。お互いにそう考えれば毎日が貴重な時間です。

親も子どもも、見栄や体裁でいっしょに暮らすことがあるようですが、別れて暮らして、ときどき会う関係が理想であると思います。元気な子の世代は「孤独はかわいそう」と思いがちですが、人間は、一人で老い、最後に一人で死ぬのがルールです。自分の親が「寂しがっている」と思うなら、自分が今暮らしている近隣の孤独な高齢者に優しくしてください。日本人全体がそうすれば、「孤独な高齢者」は、自分の親も含めていなくなります。

人は美しく枯れていく

その人が、老衰かどうかを判断するのは、医師でも難しいことが少なくありません。こんなことがありました。

80歳で認知症があり、胃ろうをしていた人が、いちじるしい腎機能の低下から、病院の専門医に、「腎臓透析《とうせき》をしないと生きられない」といわれました。家族はかかりつけ医と相談して透析を行わないことに決めました。食べることも話すこともできず、ただ寝ているだけでしたので、私も妥当な決断だと思います。

ところがこの人は、腎臓透析をしないで、その後2年生きたのです。定期的に採血すると、腎機能は極端に悪く、医学的には生きられる状態ではないのですが、静かに呼吸を続けているのです。

人間のいのちは不思議です。当たり前のことですが、胸部・腹部写真、血液データなどすべて集めても人間のいのちの長さなんてわからないのです。

また、こんな事例もありました。これは私が経験したものですが、ある僧侶が、がん末期で、食べものがのどを通らなくなると、「延命処置はしない。点滴もしない」とはっきり希望し、その後、こんこんと眠り続けました。

本人の希望ですから、私も強い意志で水分補給をしませんでした。人は三日水分をとらないと死ぬといわれています。しかし、次第に体は枯れていくのですが、亡くならないのです。ついに、この方は一週間そのまま眠り続けました。人は亡くなるとき体が輝くように乾いてゆきます。それがもっとも自然で、本人にムリのない死に方です。

ややもすると、家族や介護士は、「餓死させてはかわいそう」といって、ムリヤリ食べさせようとしたり、水を唇に含ませたり、点滴、胃ろうをするのですが、かえって苦しみを長引かせるだけです。

子どもがあまりにもムリに食べさせようとするので、親が子どもに気づかって一口二口食べようとすることがあります。子どもが食べさせると、むせたり、むくんだりしない場合もありますが、強制は、本人の心や体にムリをかけることを自覚するべきです

人はいつか死ぬのですから、どこかで覚悟をする必要があります。もっとも楽な死に方を選んであげるのも子どもの努めではないでしょうか。

第七章

在宅療養で必要な基礎知識

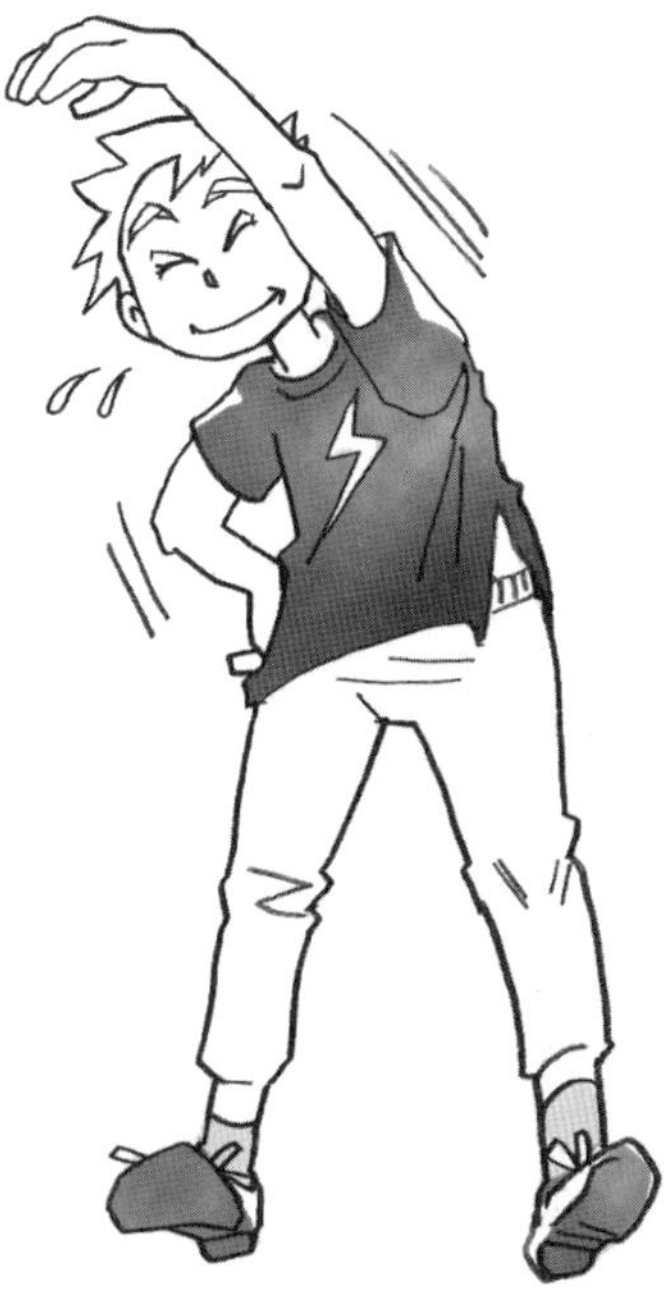

減薬も治療のうち

医療費全体が現在40兆円にふくらんでいて、さらにふくらみつつあります。このままでは、ギリシャのように国家財政がもたないことは誰でも想像がつくことです。

ふくらみ続ける医療費によって、市民の健康が守られているのなら、これは必要経費です。しかし、捨てられている薬（残薬）が厚労省の調べで３３００億円分といわれています。統計に出ない廃棄薬ははるかに多いはずです。理由は、患者さんがきちんと指示通りに服薬できていなかったり、自己判断で服薬しなかったり、さまざまであると思います。医師からもらって古くなった薬を捨てた経験は誰にでもあると思います。

しかし、医師の指示通りに服薬したら健康でいられるのでしょうか。

考えてみてください。

人は、80歳ともなると、身体機能が低下して、血圧、血糖値、肝機能、コレステロール値などはそれなりに基準値を超えるようになります。むしろ基準値を超えることによって、高齢者の身体状態が維持されている可能性があります。高齢になると血管の柔軟性が失われて硬くなりますから（動脈硬化）、ある程度高い血圧がないと、血液が身体のすみずみまで行き渡りません。血圧が低くなると、血流が滞《とどこお》って、細胞の代謝や免疫機能が低下したり、人によっては抑うつ状態になることもあります。人が80歳を過ぎるには、それなりの丈夫な身体を持っているのです。

80歳を過ぎるまでがんばった人なら、その平均余命は、男性88歳、女性91歳で世界有数です。100歳超の人は、2005年段階で全国に2万5000人以上ですから、現在は大きく上回っているはずです。

私の実感では、健康長寿を保っている人の多くは、薬はあまり飲んでいません。薬を飲む必要がないほど健康なのか、薬を飲んでいないから健康なのかはわかりません。たぶん両方であると思います。

高齢になれば誰でもいくつかの疾患は抱えることになるので、高齢になるほど薬が増えます。しかし、これは自然なことではありません。

高齢になると、三浦雄一郎さんのように体を鍛えている人は別にして、ふつうさまざまな機能が低下して、同じ薬の量でも強く作用します。ですから、むしろ80歳過ぎて、ALS、リューマチなど特別な疾患がないかぎり、生活習慣病の予防に使われる薬の種類や量を減らすことも治療のうちではないでしょうか。

つまり、長寿になるほど、医師の努めは、薬をどうやって減らせるかも「診立て」のうちになります。

薬には微妙なさじ加減が必要

最初のほうで紹介したように、ある高齢者施設の90歳の女性が、施設で看取りができないため、「もう最期」といわれて、私の診療所に運ばれて来たとき、6種類ほど投薬をされていました。

おきまりの降圧剤、抗コレステロール薬、睡眠薬、便秘薬、胃腸薬など、よくもまあこれだけの薬を飲ませていたものだ、と感心もしたのですが、「もう死ぬ」というとき、動脈硬化を予防するためにムリヤリに血圧を下げる必要はありません。

本人も服薬をいやがります。これは当然で、何も食べられない状態ですから、服薬は苦痛です。どうせ口にいれるならおいしいものを食べたいと思うのが人情です。家族の了解を得て、すべての薬をとめると、翌日から目を見張るほど元気になりました。

すべての薬に副作用があります。たとえば、降圧剤や抗コレステロール剤で、うつ病や認知症が発症するという疫学調査報告（エビデンス）があります。コレステロールは細胞やホルモンの材料になり、肉類などを食べなくても体内で7割以上つくられます。不足すると、神経細胞が破壊され、認知機能の低下をまねくという理屈は納得できます。

２０１５年に厚労省は、食べ物によるコレステロールの摂取制限を解除しました。つまり、卵、動物性脂肪などはたくさん食べてもいいことになっています。私も、高齢の

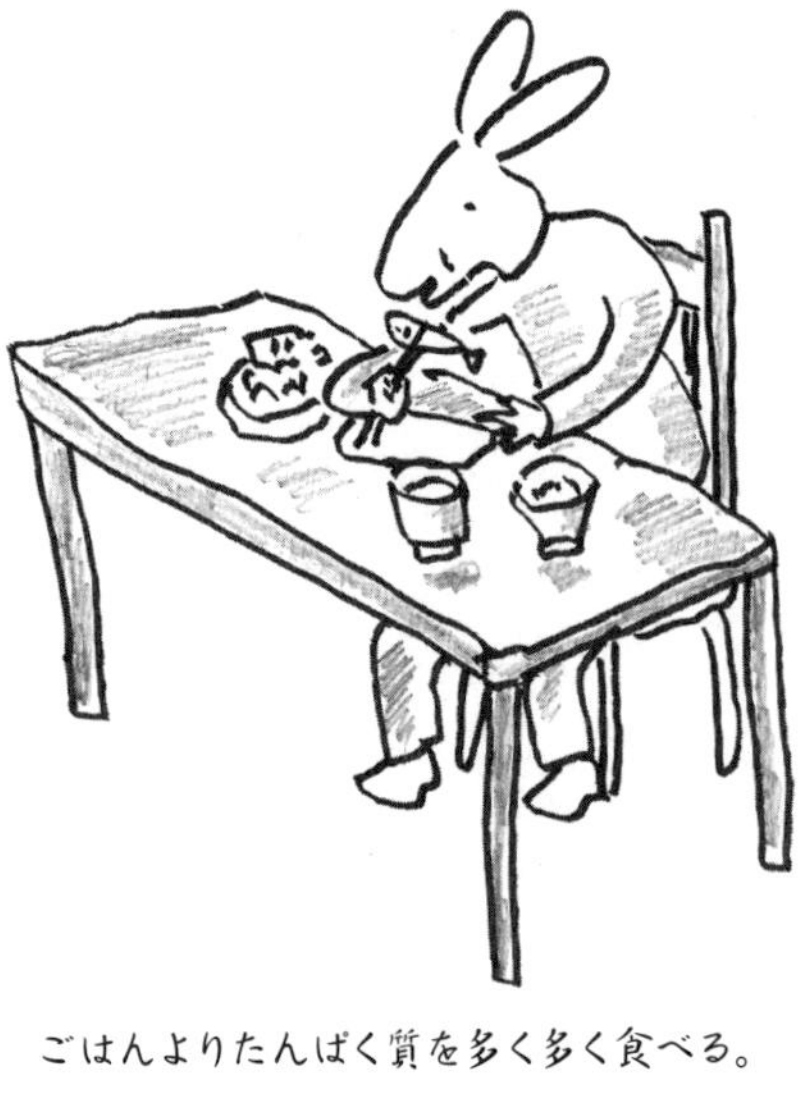

ごはんよりたんぱく質を多く多く食べる。

かたが米飯、麺などを中心に粗食するのには反対で、むしろ魚、肉などを野菜とともに多くとることをすすめています。ただあまり脂っこいものは避けたほうが無難です。油の種類についても最近ではいろいろいわれていて、n-3系(DHA、EPAなど)、n-9系(オリーブオイルなど)がいいとされています。

コレステロールについては、今まで動脈硬化の原因物質の一つとされ、脳梗塞、心筋梗塞を引き起こすとされてきました。抗コレステロール剤の是非をめぐる大規模な疫学調査は世界中で何度も行われ、「有効」「無意味」「有害」のそれぞれの報告が出されています。

つまり、抗コレステロール剤の功罪は玉虫色で、「もしかしたら動脈硬化の予防になる可能性」があり、「もしかしたら認知症の引き金になる可能性」もある、ということかもしれません。医師は、これらの結果を考慮しながら薬のさじ加減を考えます。私は、高齢者の場合、抗コレステロール剤は切る方向で考えています。

減薬できる薬、できない薬

降圧剤の使い方も微妙です。現在90/130以上では薬物治療をするようになっていますが、学会によってまちまちです。日本人間ドック学会は94/147以下を「基準範囲」としています。先述のように、高齢になると、必然的に血圧は上がります。薬物治療以外にも、運動、食事、十分な睡眠、入浴、深呼吸、ふくらはぎマッサージ、趣味などさまざまな生活方法で血圧を下げる方法があります。薬だけに頼らず、いろいろな方法で、血圧を下げる方法を探してください。

血圧が上がりすぎと動脈硬化の原因になると考えられていますから、どこを基準とするかは、人によって異なり、いちがいにはいえませんが、高齢者によっては血圧調整がうまくいかず、血圧を下げすぎると低血圧になって転倒や食欲低下、認知機能低下などを引き起こす可能性もあります。

それぞれの考え方がありますから、患者さんや家族はじっくり状況を観察して、医師に説明を求めながら、自らの頭で考える必要があります。

私の場合、降圧剤、心臓の薬など最低限の薬は処方しますが、痛み止めなど頓服《とんぷく》（必要なときのみ服薬する飲み方）にできるものは頓服にします。薬は危険という認識が必要です。

よく使われる、睡眠薬、抗認知症薬などもほんとうに必要かどうか考える必要があります。一般に神経細胞に働く薬は、依存性があり、さまざまな副作用があり、長期間漫然と続けるべきではありません。

一般的に、認知症の症状のうち、徘徊など**BPSD**と呼ばれるものは、介護方法によっていちじるしく改善できるものがあります。いっぽう、記憶障害、見当識障害、判断力低下などの「**中核症状**」は脳細胞の萎縮《いしゅく》が原因ですから現時点では治すことはできません。薬で「治る」という医師もいますが、多くの場合、もともとの障害程度が少なく、介護方法を誤るなどで認知機能が低下していたことが考えられます。

ＢＰＳＤなどに用いることのある抗精神病薬は慎重に投与するべきであり、精神的な副作用もありますから、長期連用は避けるべきであると思います。それより介護方法、環境を改善することが第一選択です。介護方法については後述します。

いずれにしても、薬を、男女差、年齢差、体格差、症状の違いも考えずに、基準通りに処方するのは考えものです。一剤一剤、医師からその薬効と量を聞いて、効果を観察していると薬の性質がわかるようになると思います。

チューブ類も減らす

在宅医療に病院医療を持ち込む医師がいます。とくにがん末期の患者さんにハイテク機器をそろえようとします。しかし、在宅医療の目的は治療ではなく生活の質を上げることであることは再三繰り返してきました。

BPSD（Behavioral and Psychological Symptoms of Dementia）認知症の行動・心理の特徴的な症状を意味し、徘徊、いらいら、そわそわ、不安、暴言、暴力などで、かつて「問題行動」といわれていました。脳の神経細胞の壊死《えし》によって直接引き起こされる中核症状と異なり、周囲の人、環境などに対する反応としてあらわれる症状です。これらは介護方法を変えることで劇的に改善でき、さまざまな方法が打ち出されています。

中核症状 直前のことを忘れる、簡単なことができなくなる、整理ができないなど短期記憶障害、見当識障害、判断力の低下など、脳の神経細胞が萎縮（壊死）することによって起こる症状で、薬物治療の対象になります。ＢＰＳＤは介護、環境などの変化で改善できますが、中核症状は薬物治療以外に改善する方法がなく、薬物治療でも、現在、決定的な改善は期待できません。

人工酸素、点滴ポンプ（時間を決めて使う）などは簡便で、生活に支障の出ないものに切り替えていく必要があります。チューブ類も抜けるものは抜いていくことで、内臓への負担軽減だけではなく、身体の動きも自由になります。

病院で胃ろうを造設されても、自宅では、柔らかいものや、ミキサーにかけたもの、とろみをつけた飲み物などを工夫することで、おいしく栄養価の高いものを経口摂取《けいこうせっしゅ》できます。経口摂取できれば、胃ろうは訪問医にはずしてもらいます。自力で食べたいものが食べられればこんなに幸福なことはありません。生きている実感をかみしめられるはずです。

また、前立腺肥大などで用いられる尿カテーテルも、とることができるならはずしたいものです。尿カテーテルを長期につけていると、違和感や痛みがあり、排尿感覚（おしっこをしたいという感覚）も失われて、「失禁」状態になります。これは自尊心を傷つけ、自信を失わせます。

家族が排尿時間を記録して、その時間内に定期的にトイレ誘導（ポータブルトイレを含む）するようにすれば、やがて本人に排尿感覚が戻ってきてカテーテルをはずすことができます。排尿トレーニングができるかどうかは医師、看護師に相談してください。はじめは失禁などがありますから、家族の理解がかぎになります。

尿カテーテルをはずすと格段に歩きやすくなり、行動半径が広がり、運動量が増加します。何より、本人の意識が変わります。排泄を自力で行えるかどうかは、その人の心にとって非常に大きな問題です。また介護する人も、長い目で見れば介護量の減少につながります。

虚弱高齢者の注意点

一般に、80歳を超えて、生活習慣病の「予防薬」を6種類以上飲むのは考えものです。高齢になると薬の効き方が強くなり、副作用も強く出る可能性があります。単純に考えても、胃腸障害、便秘、めまいなどに悩まされ、それらを治療するための薬にまた苦しむことになります。薬の副作用が脳に来たら、うつや認知症を呈することも考えられます。

介護についても同じことがいえます。過剰な介護は、本人から自立心と自立能力を奪います。先述したように、介護のもっとも大きな意味は、おむつを替えたり、食事介助などをすることではなく、本人の生きる意欲をかき立てることです。いうはやすく難しいことなのですが、まず相手を尊敬すること、敬意を払うことが介護の出発点であると思います。これは医療でも同じであると思います。

以下に、在宅で療養する虚弱（フレイル）な高齢者の注意点について説明します。

○せん妄（突然の奇妙な言葉、行動）

さっきまでふつうの生活をしていた人が、ちょっとしたことをきっかけに怒り出したり、暴れたりすることがあります。病院に入院すると環境の変化で、点滴の管を引きちぎったり、病室を逃げ出したり、根も葉もないことをいいだしたりします。

これは、せん妄といい、認知症とは区別しなければいけません。認知症がこんなに突然起こることはありません。認知症の人でも、薬物などを引き金にせん妄が起こるので注意が必要です。

せん妄は、一時的な意識障害で、何らかの原因で、幻想にとらわれたり、何も話をしなくなったり、歩行困難、ろれつが回らなくなるなどですが、そこまでいかなくても食欲が低下し、何を話しかけてもはかばかしく返事をしなくなることがあります。はげしい動きがある場合はそれとわかりますが、鎮静《ちんせい》状態になると気づきにくいので注意します。

激しい症状が出て、家族があわてて精神科医に連れて行くと、抗精神病薬（精神病の方の症状を軽減するための薬）が大量に投与されることがあります。しかし、副作用が強く起こる場合があるので、慎重に経過を見る必要があります。

せん妄には必ず原因があります。原因の多くは脱水症状、風邪、熱（微熱でも）、低血糖、冷え、便秘などですが、病院で拘束されるなどストレスやショック状態で起こることもあります。私が経験した事例では尿路結石からせん妄を起こした人がいます。

受診する際は、十分、家での様子を医師に伝えます。脱水症状なら水分の点滴で回復します。脱水症状であるかどうかは採血でわかります。

せん妄が起こったら、当人のいうことに言葉を合わせます。さからったり、まして叱ったりしてはいけません。「学校の友達が来ている」というなら、「さっき、用事があるといって帰ったよ」などと対応します。しばらくして落ち着いてきたら、医療機関を受診するなどして原因を探ります。

ただし、原因を探るために入院などすると、フレイル（虚弱）な高齢者の場合、数日か一週間で歩けなくなります。余計な入院は避けるべきです。精神科医の中にはそのへんがわかっていない人がいます。

受診する場合も、認知症をよく知っている医師のいるところがよいと思います。「物忘れ外来」などがある医療機関を受診します。どの病院がよいかも、地域包括センターに相談すると、よい医療機関を紹介してくれます。

一人暮らしをしている高齢者の場合、周囲の人が脱水症状、せん妄などに注意する必要があります。

○脱水症状

フレイルな高齢者の場合、のどが渇きにくくなっていますから水分の摂取量が減少し、脱水症状が起こりやすくなります。脱水症状には、発熱、意識障害、頭痛、嘔吐などさまざまな症状があります。

冬でも脱水症状は起きますから、のどの渇きがあるなしにかかわらず、時間を決めるなどして、少しずつ水分（白湯、水など）を摂取します。スポーツドリンクである必要はありませんが、高齢になると水分をとるのも一苦労なので、好きなもの、飲みやすいものを飲んでもらうようにします。水分をこまめに摂取することで、腎臓の負担が軽くなり、腎臓より下の尿路の感染症も予防できるとされます。

しかし、お茶、コーヒーなどに含まれるカフェインには利尿作用があります。身体の半分以上(60～70%)は水なので、多く水分をとり、多く出すことは健康にはよいとされます。利尿作用は、降圧剤にも使われ、血圧を下げる効果もあります。それに、お茶、コーヒーなどには、抗酸化作用(体内の活性酸素を減らす作用)のあるポリフェノールが多く含まれるので、積極的にとりいれたいものでもあります。

しかし、フレイルな高齢者の場合、脱水症状を進める可能性が考えられます。とくにコーヒー、玉露などカフェインの多いものは利尿作用が強いので注意します。麦茶、玄米茶、ウーロン茶、紅茶などにはカフェインが少なく、脱水症状を起こすほどの作用は少ないと考えられます。

どんな飲み物でも、夏場は、冷たいものをがぶ飲みしたくなりますが、冷たいものは、腸を冷やし、腸内環境を悪化させるので、「ちびちび」と、少しずつ口の中で温めるようにして飲みます(ついでにクチュクチュさせて口の中を洗浄するのもいいでしょう)。汗とともに塩分も失われやすいので、水分とともに塩分も意識的に摂取します。

最低1日1リットルほどの水分を摂取するように心がけます。1リットルというのは、冬にはたいへんそうですが、三度の食事に200ccほどの白湯(または麦茶、玄米茶、ウーロン茶などカフェインの少ないお茶)を飲み、午前午後のおやつに200ccほどの白湯などを飲めば1リットルになります。夜も寝る前に少し水分を摂取すると、**副交感神経**にスイッチが入ってよく眠れるという精神科医もいます。ただ、トイレ回数が増えるかもしれないので、注意が必要です。

○睡眠

最新の睡眠科学では、眠る時間帯（睡眠相）をなるべく一定にして、朝は早く起きることで、質のよい眠りが得られるそうです。睡眠相とは、たとえば夜12時から朝5時の間をコアにして、就寝・起床が多少前後にずれても、コア時間はしっかり眠ります。

睡眠時間は6～8時間確保します。夜の睡眠中、昼間に壊れた細胞を修復する成長ホルモンが分泌されるだけではなく、脳では、**アルツハイマー病**の原因とされる**アミロイドβたんぱく**が血流に溶け出して排出されるそうです。

夜寝ている間に目が覚めたら、何も考えないか、いい思い出をはんすうするようにしましょう。夜は、目が覚めても、理性を司《つかさど》る前頭前野の働きが弱まっており、反対に昼間は抑えられている扁桃体《へんとうたい》と呼ばれ

副交感神経　自律神経には、交感神経と副交感神経があり、どちらかによって支配されています。交感神経は、昼間の活動時、緊張、不安、恐れなどによって優位になります。血管を広げ、血圧を上げて血流量を増やします。反対に、副交感神経は、食事時間、夜などリラックスしたとき優位になり、血圧を下げます。緊張する時間が長いと交感神経が働き続け、夜も眠れなくなり、自律神経が乱れる原因になります。めまい、不眠、冷えなどは自律神経の失調からも起こるので、副交感神経を優位にする時間を増やすことが大切とされます。

る「不安中枢」が活発に働くことから、不安が増幅します。

眠れないときは、横になったまま、息をゆっくり吸い、時間をかけてゆっくり吐きます。ちょっとだけお腹に力を入れて、お腹がふくらんだりへこんだりするのを意識すると、腹筋や横隔膜《おうかくまく》の運動にもなりますし、副交感神経が働いて心が落ち着き眠りへと誘われます。**自律神経訓練法**も睡眠には効果があります。

寝る前に白湯など水分を少量摂取すると心が落ち着くという精神科医もいます。しかし、アルコールは避けます。アルコールは脳内で麻薬のような働きをし、睡眠の質を低下させます。そもそも寝酒は、アルコールが抜ける時間帯になると覚醒作用をもたらし、夜中か早朝に目が覚めてしまいます。

アルコール同様に、睡眠薬でも眠りの質が落ちます。眠りは、周知の通り、レム睡眠（目玉が動き、夢をみて、体が休む）とノンレム睡眠（脳が休む）の繰り返しになっていますが、アルコールや睡眠薬は、レム睡眠を減少させます。いってみれば、睡眠ではなく意識障害です。

第一、アルコールも睡眠薬も眠り効果としては耐性が生じて、一定期間しかもちません。最長1か月の効果が限界です。その後は、お守りのような暗示効果に変わります。つまり、「飲んだから眠れる」という安心感を持つことで眠れるのです。これはもう医学でも科学でもありませんが、脳はやっかいなことに依存症状を起こし、アルコールや睡眠薬がないと眠れなくなります。昔の医者は、適当な時期に患者に内緒で睡眠薬代わりにビタミン剤を出したりしたようですが、現在は院外処方ですからそんなことはできません。

長期のアルコールや睡眠薬の睡眠効果は、基本的には「気のせい」ですから、これらなしに眠る方法を練習します。といっても構える必要はなく、眠れなければ呼吸や羊の数を数えましょう。就寝する1時間くらい前のお風呂は効果的です。ラジオを付けっぱなしにしたり、部屋にうっすらした光があるのは、眠りの質を低下させるそうです。

また朝は、自然の光で目が覚めると、身体の体内時計がリセットされますから、カーテンを少しだけ開けておいて、朝、太陽光が入るようにするのもいいようです。体内時計が狂うと、夜、睡眠ホルモンといわれるメラトニンの分泌が減って思うように眠れません。運動不足や不規則な生活も体内時計を狂わせ、メラトニンを減らします。

アルツハイマー病　認知症の原因の中でもっとも多い病気とされます。50歳代から、脳の表面に「老人斑《はん》」といわれるβアミロイドタンパクの付着がはじまり、脳の神経細胞が冒され、壊死することが原因とされます。

アミロイドβたんぱく　アルツハイマー病は、脳の表面に、アミロイドβたんぱく質を主な構成要素とする「老人斑」が蓄積することによって起こるとされます。アミロイドβたんぱくは50歳代くらいから蓄積がはじまりますが、脳を解剖すると、頭のしっかりしていた人の脳にも老人斑が蓄積されている場合が多く、単純には、老人斑の蓄積＝アルツハイマー病とはいえません。

自律神経訓練法　静かなところで目をつぶり（座っても横になって行ってもよい）、ゆっくり呼吸しながら自己暗示をかけていきます。息は長く吐くようにします。自律神経を調整し、起床時に行うと覚醒し、就寝時に行うと眠りに誘導されます。自己暗示は、「腕が重い」「腕が温かい」「心臓が静かに打っている」「呼吸が楽だ」「お腹が温かい」「額が涼しい」の順で自分にいい聞かせてかけてゆきます。これもムキにならないで、「そんな感じがする」程度でかまいません。短いバージョンでは、「腕が重い」「腕が温かい」だけでも効果があります。長いバージョンも短いバージョンも3～5分間行い、最後に手足を伸ばしたりして、脳に覚醒の合図をします。眠る前に行う場合は、そのまま眠ってもＯＫです。

○夜間頻尿

夜中に何度もトイレに行く「頻尿」は、急にトイレががまんできなくなる切迫性失禁とともに「過活動《かかつどう》膀胱《ぼうこう》」と呼ばれます。これには、昔からケーゲル体操という防止法があります。頻尿は、老化によって排尿に関わる筋肉が萎縮して、膀胱にためられる尿が少なくなることが原因ですから、これを鍛えます。

やり方は、

①横になってひざを立て、
②肛門、膀胱の括約筋《かつやくきん》を締め、
③お腹を引っ込ませながら息を吸い、
④お腹を引っ込ませたまま、4秒ほどかけて息を吐きます。
⑤一度に力を抜いて、お腹をふくらませます。

①から⑤を5回ほど繰り返して1セットとします。これを一日数セット繰り返します。ケーゲル体操は、横になって行うことになっていますが、立位でも座位でも効果があります。お腹に力を入れると失禁する人はトイレに入るたびに練習します。

この体操では、膀胱・肛門括約筋といった骨盤底筋《こつばんていきん》だけではなく、腹筋、横隔膜筋などの筋肉を鍛えることができ、腹やせ効果もあります。

骨盤底筋とは、体幹（胴体）を鳥かごにたとえたとき、底面をかたちづくる筋肉です。骨盤底筋を意識して上の体操を行うことで、筋肉運動の効果は高まります。

前立腺肥大にも効果があるという人もいますが、以上の体操でまったく効果がないようなら医師に相談します。

また、頻尿の対策には、自分の排尿サイクルを意識することも意味があります。排尿サイクルは、水分摂取量や季節によって異なりますが、4～5時間置きが一般的です。意識してこの間隔を長くするようにします。「1時にトイレに行ったから、5時半まではトイレに行かない」というように意識します。逆に、「もうトイレに行かなければいけない時間だ」と思い込むと、脳を刺激して自動的に排尿感覚がうながされます。排尿間隔は自己暗示的に決まっていくようです。

○むくみ

脚の血液は筋肉のポンプ運動によって上へ上げられます。血液は新幹線並みのスピードで体内を循環しますが、リンパ液は約2日ほどかけてゆっくり循環します。やはり筋肉ポンプが使われます。老化とともに筋力が低下すると、筋肉ポンプの働きが鈍くなり、リンパ液は脚などに滞《とどこお》り、むくみになります。

散歩、脚の運動で脚の筋力をつけたり、ふくらはぎなどのマッサージをしてリンパ液の流れを改善すれば、むくみはある程度とれます。ふくらはぎは、下から上にマッサージすることが推奨されています。

座りながら、右足のひざの上に左足のふくらはぎを数回滑らせるとマッサージ効果があります。ふくらはぎだけではなく、ふくらはぎの反対側（腓骨《ひこつ》側）と両側面を下から上にマッサージするようにします。

次第に体力が低下し、むくみがひどくなると、脚だけでなく、顔、胸、腹などに血管から流れ出た体液がたまります。そのときは利尿剤で、むくみの原因となる体液を尿にして排出します。利尿剤は降圧剤としても用いられますが、腎臓などに負担がかかります。フレイルな高齢者の場合、薬物が効きすぎる可能性があるので、利尿剤は、医師と相談して、他の降圧剤と併用するかどうか検討します。

○心筋梗塞、脳梗塞、急性肺血栓塞栓症《はいけっせんそくせん》

急性肺血栓塞栓症は、飛行機のエコノミークラス症候群の名で知られています。狭い席で長時間座りっぱなしでいることで、脚の静脈で滞留が起こり、血栓ができやすくなり、その血栓が血流に乗って肺の動脈をふさぐことで起こります。この場合、「息苦しい」「胸が痛い」といった症状が出ます。

ですから傾眠や腰痛で、座りっぱなしの状態は危険です。座りながら脚部を動かして血流の改善をはかります。歩くことが難しい場合は、座りながら、両膝を高く上げる運動を交互に50回ずつ繰り返したり、貧乏ゆすりでもいいですし、足の指の曲げ伸ばしも効果があります。

脚にかぎらず、血管でできた血栓が心臓の動脈を詰まらせると心筋梗塞、脳に飛ぶと脳梗塞になります。血栓をつくらないようにするためには、軽い有酸素運動でいいようです。最近、血管内皮細胞でつくられる一酸化窒素（NO）に、血管を拡張する作用があり、一酸化窒素をつくる運動が推奨されています。上

半身の力を抜き、その場で軽く足踏みをするだけで血管内皮細胞が強化され、血栓などの予防になるといいます。上半身の力を抜くには、肩を上げ下げしたり、上半身を左右に回すなどして、脱力感を実感します。

○こむら返り（足がつる）

夜、寝ている間に足がつる、いわゆる「こむら返り」は運動不足による筋力の低下のほか、脱水症状によっても起こる症状です。日頃のこまめな水分補給が欠かせません。一年を通して、のどが乾かなくてもこまめに水分を補給します。

アキレス腱などを伸ばすストレッチで、こむら返りを予防することができます。われわれは生活していると、筋肉をつねに縮む方向に使うので（筋肉を曲げるが伸ばさない）、ストレッチ（筋肉、腱を伸ばす動作）で筋肉を伸ばすようにします。

たとえば、首の筋肉は、読書、料理など、つねにうつむきながら使っているので、疲れると無意識に首を後ろに倒そうとしますが、これは非常に重要です。首を後ろに倒すことで滞っていた血流が再開され、筋肉は休息できます。腰の筋肉も同じで、筋肉を動かす方向と反対の方向に伸ばすようにストレッチします。腰痛体操の中にも、マッケンジー体操のように腰をそらすというものがあります。

こむら返りの防止として、立ったとき、かかとを支点にして足先を浮かし、次に足先を支点にしてかかとを浮かしてアキレス腱を伸ばす運動を交互に30回くらい繰り返します。座ったままでも効果があります。

○皮膚疾患

擦り傷、水疱《すいほう》、軽い褥瘡（床ずれ）、軽いやけどなどによる傷は、消毒剤を使わないほうが早く治ります。
急性期には、朝晩二度、
①患部をきれいにお湯などで洗い、
②ワセリンを塗布した家庭用ラップ（あれば医療用フィルムなど）を貼り、患部の湿潤状態を保ち、
③包帯などでラップを固定します。

その後は、肉芽《にくげ》が形成され、皮膚が再生する様子を見ながら、ラップの交換を一日一度にします。要は患部が清潔であることと乾燥しないようにすることです。皮膚は自己再生力で自然に再生します。消毒薬はかえって元気な皮膚の細胞膜を攻撃して治りを遅くします。

やけどは、水（流水）につけている間は痛くありませんが、空気に触れると痛みが出ますから、十分清潔にしてラップなどで上からしっかり押さえて絆創膏《ばんそうこう》、包帯などで保護します。

擦り傷、やけどなどの痛みは、患部を上から、清潔にした手、包帯などで押さえるようにすると痛みが止まります。怪我の直後で、炎症を起こして熱があるような場合は冷やします。

帯状疱疹《たいじょうほうしん》は、急激な痛みと発赤《ほっせき》が多くは脇のあたりからはじまります。原因がわからない痛みをともなう発赤が出たらすぐに医師を受診します。たいしたことがないと思ってしばらく様子を見ると、悪化して治療に時間がかかり入院が必要になることがあります。

皮膚が弱く、湿疹などを起こしやすい人は、入浴回数を減らしたり、入浴しても石けん（界面活性剤）や手ぬぐいなどを使わないで、手で体をこする程度にすると改善されるという皮膚科医等がいます。皮膚バリアを破壊するというのがその理由で、同じ理由で保湿クリームもかえって湿疹を悪化させるともいわれます。

○腰痛、ひざ痛

急激な腰痛がある場合は、1、2日安静にしますが、その後はなるべく、痛みを感じないような方法でゆるく体を動かすようにします。今日では腰痛治療に安静は勧められないという考え方が主流になっています。

一時「ゆる体操」が人気になりましたが、足を肩幅に開いて、上半身の力を抜き（肩を上げてストンと落とすなどして力が抜けた感覚を覚える）、体幹（胴体）を左右に回します。手は身体の動きにあわせてぶらぶらさせます。はじめは痛いところを避けるように回します。次第に硬くなった筋肉の血流が回復して痛みが引いてゆきます。

痛みは筋肉の炎症が原因のことが多く、急性期に整形外科を受診し、筋肉のトリガーポイント（筋肉のもっとも硬くなった部分）に麻酔注射を打ってもらうことで、一発で治ることがあります。激痛の場合は、スポットで往診を受けることもできます。ただしトリガーポイント注射をしない整形外科医もいます。

ひざの痛みは軟骨のすり減りによることが多く、変形性《へんけいせい》膝《ひざ》関節《かんせつ》症と呼ばれます。正座や階段の昇降を避けるなど、生活習慣の見直しも必要です。筋力を鍛える運動で膝の負担を軽くすることが治療の基本です。

腰痛は、ストレスなど神経的な理由で起こるケースが少なくないことがわかっています。なるべく体を動かすとともに、ストレスをなくす生活方法を探してください。

○偏食

身体機能が低下すると、食欲が落ち、低栄養状態になることが少なくありません。とくに高齢になると動物性タンパク質の摂取が減少する傾向があります。意識してタンパク質を摂るようにします。ご飯などの穀類は減らして、そのぶん魚を中心に、肉、野菜類、海草、キノコなどを増やします。

また認知機能の低下があると、偏食が強くなり、食べたいものしか摂取しなくなる傾向があります。とくに甘い物への志向が高まりますが、魚肉・野菜類の中から本人の好物を探して料理します。

認知症の予防や進行防止のためにも、高タンパク、高脂肪の食事を心がけることが重要です。とくにコレステロールは神経細胞などの細胞膜の材料になりますから、しっかりとることで脳を強化します。

○床ずれ（褥瘡《じょくそう》）

床ずれは血行が阻害され、筋肉細胞が壊死して起こるものです。虚弱高齢者の場合、2，3日で褥瘡ができ、一度できると治すには入院が必要になることがあります。比較的元気なかたは非常な痛みがともないますが、本人が気づかない場合が多くあります。

褥瘡予防には、高タンパク・高脂質の栄養摂取と清潔維持は絶対ですが、もっとも気をつけるべきは身体の圧が一箇所に集まらないようにすることです。

同じ姿勢での寝たきり状態のとき、背中、尻などの一点に体の重さが集まり、その圧で血行が阻害されます。さらに、その一点に何らかの原因で、ずれが生じることで褥瘡が簡単に起こります。

ギャッチベッドが褥瘡をつくる原因になることがあります。ギャッチベッドで一時間以上、上半身を起こしておくと、お尻の穴の上あたり（仙骨部）に上半身の重さがかかり、圧が集中します。さらにベッドを上げ下げすることでずれが生じて褥瘡ができます。体を起こせるなら、きちんと椅子に座ってもらうなど、何度も全身移動することで、身体に血流を回復させます。脳刺激にもなります。リクライニング車いすも同じ原理で使い方によっては危険です。ギャッチベッド、リクライニング車いす、標準型車いすなどは、使いかたを間違えると褥瘡をつくる原因になります。

褥瘡は、骨にまでいたることがあり、ときには骨と接する筋肉から褥瘡がはじまることもあります。はじめは「発赤」といい、寝たきり状態の人は、背中、腰、かかと部分などが赤くなります。この時点で発見されると大事にいたりませんが、細胞壊死《えし》がはじまると、痛みが激しくなり入院治療しなければならなくなります。

本人が寝返りを打てない場合は、「体位交換」を行います。体位交換は2時間に一度行うのが理想です。簡単な方法としては、体を横向きにしたり（体を安定させるためにクッションなどを脚の間にはさむ）、圧を逃がすように背中にクッションをあてます。また、レジ袋などでおおった手を病人の体の下に差し入れて、ベッドと体の間を通すことで、圧を逃すことができます。褥瘡防止マットやベッドなども市販されており、レンタルできるものもあります。

○口の中の健康

最近、口の中の衛生は、在宅医療では最重要項目の一つとされます。口腔《こうくう》ケアといいます。口の中はたえず清潔に保つとともに、口の中の運動で筋肉量を維持するようにします。

歯磨きは、とくに歯と歯の間、歯と歯肉の間に、ブラシの先を使って斜めにするどく入れるようにして、軽くあてて磨きます。強く当てると歯肉を痛めます。奥歯の頬側にも歯ブラシを入れます。

毎食後は、少なくともうがいをして口中をきれいにしましょう。うがいは、両方の頬を交互にふくらますうがいを丹念に行うと、口中の清潔を保つだけでなく筋肉運動になります。うがいが終わったら、飲み込んでもかまいません。水をのどの奥に入れて行う、いわゆる「ガラガラうがい」も、のどの運動と衛生のために洗面所や風呂場で行うといいでしょう。舌で、歯の表面と裏面をぐるりと拭き取ることも舌の運動になります。

フレイルな高齢者で、とくに口臭が強い場合は、訪問歯科医、歯科衛生士に管理してもらう必要があります。舌苔《ぜったい》といい、舌にカビが付着することがあります。これを取り除くために、むやみに舌を拭くのはかえって危険です。訪問歯科の指導を受けてください。

また、フレイルな高齢者に起こりやすいのが誤嚥《ごえん》です。誤嚥は、食べ物、飲み物などが気管に入って、むせを起こし、ひどいときは窒息させます。痰は気管に入ったゴミを排出する仕組みですが、のどの筋肉の力が弱ると、痰も気管を詰まらせます。

飲食物だけではなく、ただ寝ているだけで唾が細菌とともに肺に入り、誤嚥性肺炎を起こす原因になります。口の中を常に清潔に保つと誤嚥性肺炎をかなり予防することができます。

口やのどの筋肉運動のために、歌を歌ったり、「パパパ」、「ラララ」、「カカカ」、「アアア」（唇を大きく開ける）、「イイイ」（唇を両側に強く引く）、「ウウウ」（唇をとがらす）など、のどをふるわせながら、唇を大げさに動かして発声することも有効です。

フレイル（虚弱）高齢者におすすめの運動

この数年、日本でもインナーマッスルの鍛錬が、アンチ・エージングでよくいわれています。

筋肉は、人によって異なりますが人体に650ほどあります。腕や胸、太ももの筋肉など鍛えやすい筋肉と異なり、体の奥深くにある筋肉は鍛えにくいのです。たとえば、呼吸に関わる呼吸筋、胸と腸の間を横に仕切っている横隔膜《おうかくまく》筋、体幹の底に位置する骨盤底筋、太ももの骨と骨盤をつなぐ大腰《だいよう》筋などです。

やっかいなことに、使わない筋肉は次第に劣化します。筋肉が劣化すると血行も滞り、そこでますます筋肉はやせ細り、体は冷えやすくなります。筋肉の老化は、体全体の老化をうながします。

虚弱高齢者の場合、入院すると1週間で歩けなくなる可能性があります。そのため病院では手術した日から歩く練習が行われます。

冬、こたつにもぐっている時間が長いと、春に体が動きにくくなります。これはさまざまな筋肉が衰えているからです。冬場はなおさらこまめに体を動かすようにしましょう。

転倒を恐れて体を動かさないでいると、ますます転倒しやすくなるというジレンマがあります。高齢になったら、なるべく安全な運動方法を考えるようにします。とはいえ安全ばかりを心がけていたら、だんだん考え方が後ろ向きになり、肝心の生活意欲が萎縮していきます。人生は、酸いも甘いも味わってこそ意味があると思います。安全・安心ばかりに価値を置くのでは大切な時間が失われます。

運動すると筋肉を通して脳へ刺激が伝わり、脳も活性化します。運動は、人生をより深く味わうために行うものであって、健康のためだけに行うものではありません。

・・・・・・フレイル体操

次にいくつか身体機能の低下した高齢者の体操を紹介しますが、これにこだわらず、よく体を動かしましょう。健康な方は、歩くことを基本にして、手足と体幹をバランスよく動かします。鍛えるべき筋肉は数百もあるので、運動法も無数にあります。

ただ、どんな体操でも時間と場所を決めて行わないと、「暇なときやろう」「余裕のあるときやろう」と思っているとなかなかできませんし、いつか忘れてしまいます。

ですから、「起床時にはこれをやる」「歯磨き時にはこれ」「トイレではこれ」というように生活動作の中に体操を組み込み、継続し、最終的に無意識に機械的に行えるようにします。次に紹介するもののうち、どれを選んでもかまいませんが、継続することと、ムリしないこと、楽しむことです。

とくにどこか痛むときは、痛みが出ないように軽く運動し、少しずつ筋肉を柔らかくほぐし、血行をよくしながら動きに慣れていきます。腰痛などがあると、つい、かばいがちになり、動かずにいるのですが、そうすると動かせなくなります。姿勢も悪くなり、骨格がさまざまなところで変形してゆきます。

急性期にはムリをしてはいけませんが、2、3日もしたら、多少痛みがあっても、ゆるい運動からはじめます。そもそも腰痛は、ストレスなど精神的要素が大きいといわれますから、気晴らしをするつもりで運動しましょう。

しかし、激しい痛みがなくても、筋肉は動かしすぎると傷つきます。たいていは夜のうちに、成長ホルモンの分泌などで修復されますが、大量の傷は修復しきれずに痛みを起こします。

どんな年齢になっても、少しずつ運動することで筋肉量を増やすことができます。毎日ちょっとずつでも「貯筋《ちょきん》」すれば大きな効果が得られます。

運動は気持ちよく行う

運動は気持ちよく行うことが重要です。運動は筋肉を鍛えることだけではなく、筋肉から力を抜くことでもあります。力んだら、そのあと必ず、力を抜くことを意識してください。副交感神経が刺激されて**自律神経**が整います。

運動するときは、鍛えられる筋肉のあたりに意識を向けると効果が大きいといわれます。筋肉と脳はダイレクトにつながっているからで、逆にいえば、筋肉を動かすことは脳を鍛えることでもあります。リズミカルな有酸素運動である「歩く」ことで認知症が予防できるという疫学調査がありますが、それは歩行に関連する筋肉がもっとも大きく、それだけ脳への刺激も大きいからです。

フレイル体操についても、地域包括センターが相談に乗ってくれます。また数人の高齢者を集めることができれば、地域包括センターなどが指導員を派遣してくれることもあります。

以下は、運動時間を決めるときの例を出しましたが、自分の生活スタイルに合わせて行ってください。

図 7-1　運動のための心得

時間・場所を決めて行う。生活習慣に組み込む。
欲張らずに、３つ４つを選んで継続する。
気持ちよいと感じることが大切。
運動するときは息をとめず、ゆっくり呼吸する。吐く息を少し長めに。

起床、就寝のとき（寝たままで）

背伸び体操

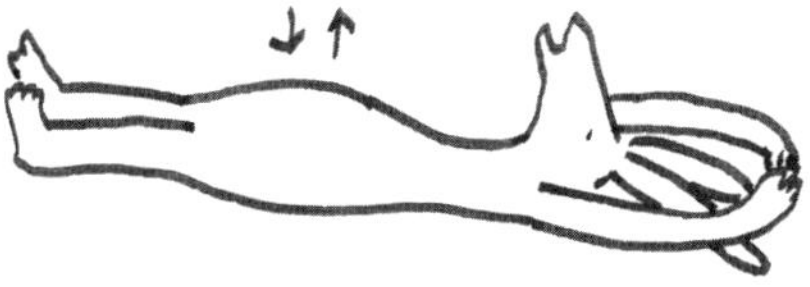

背伸びをして、お腹をふくらませながら息を吸い、お腹を引っ込ませながら息を吐く。全身が目覚める。

寝ながら大きく背伸びして30秒くらいとめます。胸を張って、声を出しながら30ゆっくり数えると、胸筋、腹筋、呼吸筋などもいっしょに鍛えられます。立っているとき重力で上から押しつけられている内臓も広がります。数を数えるとき、唇を左右に引いたり、とがらせたり、大げさに動かすと口の中の体操になります。このとき高く上げた両手の指を組んで上を向けたり、手のひらを外側に向けたり、内側にも向けたりすると、鍛えられる筋肉が変わります。もちろん座って行っても、立って行ってもかまいません。

自律神経　脳は、全身に神経網を張り巡らして、命令を出したり、全身からの情報を受け取っています。手足の動きは、人の意思で運動神経を介してコントロールしていますが、心臓など内臓諸器官は、脳が自律神経を通してコントロールしています。たとえば血圧は自律神経によってコントロールされていますが、呼吸は、運動神経と自律神経が両方機能していて、無意識呼吸と意識呼吸が可能です。

金魚運動

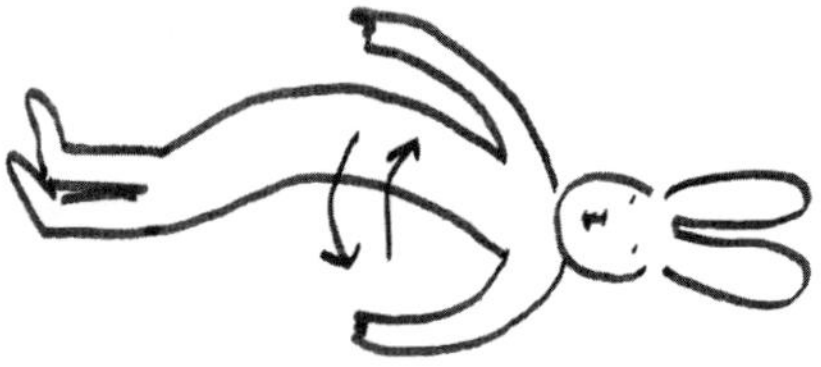

体幹を左右にゆらす。腰を浮かすと効果的。

寝たまま、手を体側《たいそく》において、身体を左右に30回ゆらします。腰を少し浮かすと効果的です。30回にこだわることはありません。筋肉がついてくると、だんだん回数を増やしてゆくことができます。体幹内外のさまざまな筋肉が「貯筋」できます。

骨盤底筋体操《こつばんていきんたいそう》（頻尿対策体操《ひんにょうたいさくたいそう》）

膀胱《ぼうこう》・肛門の括約筋《かつやく》を締め、腹の空気を全部出すつもりで、4、5秒かけてゆっくり腹をひっこめながら息を吐く。括約筋の力をぱっと抜くと同時に息を吸う。活躍筋が鍛えられ、少しずつ回数を増やして30回ほど行うと、頻尿、切迫性失禁などが改善されます。立って行っても、座って行っても結構です。

足首持ち上げ体操

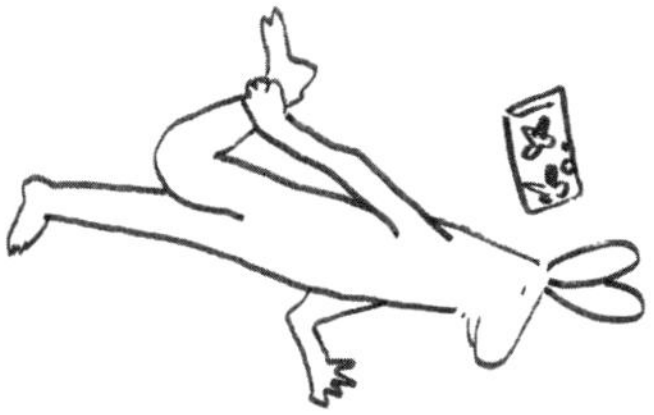

寝たまま、片足ずつつかんで30秒保持する。立って行ってもOK。

寝たまま、横を向き、片足の足首を持って尻につけます。両足30秒ずつ。太ももの筋肉、腰の中の筋肉などを鍛えることができ、転倒防止になります。立って壁につかまりながら行ってもＯＫ。

ごきぶり体操

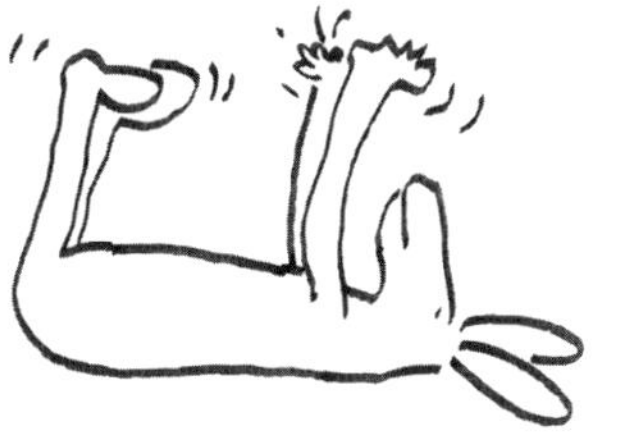

手足をあげて、ぶらぶらさせる。全身運動になる。

ネーミングは問題ですが、朝、気候のいいときは、布団をはねのけて手足を高く上げて、ぶらぶらさせます。手足のすみずみまで血液が行き渡って血行が促進され、全身の筋肉が鍛えられます。

たとえば歯磨き中

片足立ち

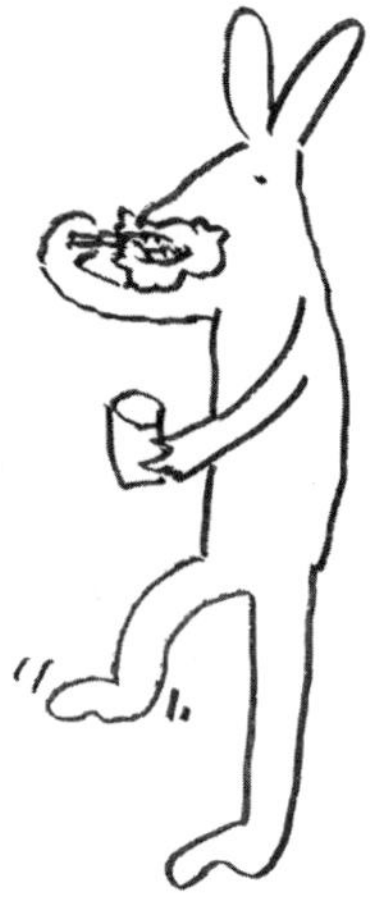

片足を持ち上げて、バランスをとる運動。慣れてきたら足を高く持ちあげる。

目をつぶって片足を少し上げて立つことで、脚の筋肉とバランス感覚を養います。目をあけて行ってもいいし、慣れてきたら、足を少しずつ高くあげていきます。片方の足首を片手で握って立つと、下半身のさまざまな筋肉を強く鍛えることができますが、ムリは禁物です。

高齢になると、筋肉の量が低下するだけではなく、バランス感覚が失われ、転倒の原因になります。片足立ちは、脳への刺激になります。

つま先立ち

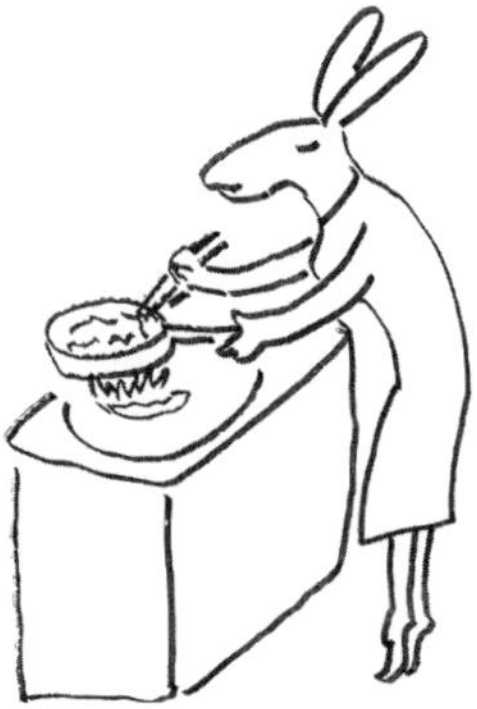

つま先立ちで脚の筋肉とバランス感覚を養う。

足腰の筋肉を鍛えることができます。歯磨き時だけではなく、料理をしたり、男性ならトイレでもつま先立ちをしましょう。立ったまま、かかとを地面につけて、足先を浮かせ、アキレス腱を伸ばす運動も効果があります。つま先立ちとセットで行います。最近、男性でも便座に座って排尿することがありますが、その場合は、誰も見ていないので、胸を張りながら背伸び体操をしましょう。トイレでぼっとしているのはもったいないことです。

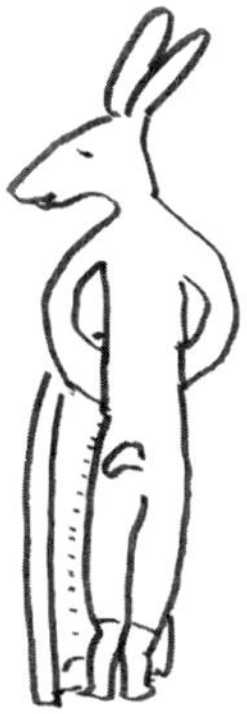

たとえばテレビをみながら

テレビをみているときは体操のチャンスですが、「あれもこれも」と考えていると、結局全部忘れてしまいます。それより一つの体操を、一つのテレビ番組をみているとき「パブロフの犬」のように条件反射的に行うようにします。とはいっても、以下の運動はすべて大切ですから、5分くらいのセットにして、たとえば、朝のテレビドラマをみているとき行うといいでしょう。

首回し

首回し30回は、テレビをみているとき以外でも、毎日、数回、必ず行うようにします。一日のうちで何度行ってもけっこうです。長時間のうつむき姿勢をすることで首の筋肉はかなり疲れています。首の筋肉のこりは、自律神経失調症などを起こし、さまざまな病気の原因になるとされています。一時間に一回以上、首回しすることをすすめる医師もいますから、テレビ中、パソコン作業中、読書中など何度でも行います。

腕回し

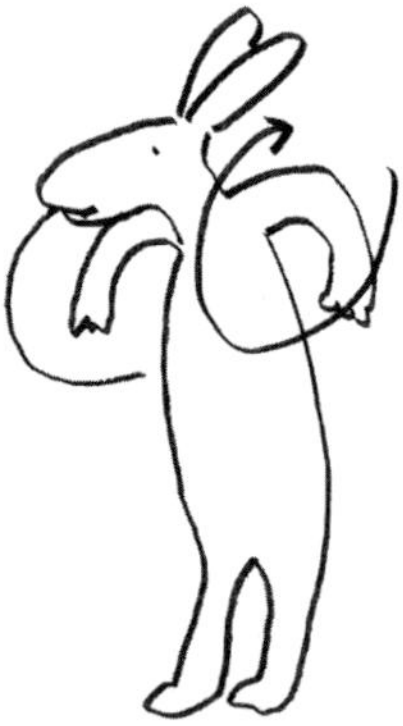

腕を前後に大きく回し、肩甲骨が上下に動くのを感じる。30回。

意識的に左右の肩甲骨《けんこうこつ》を大きく回すつもりで腕回しをします（肩甲骨を回すといっても肩甲骨は上下にしか動きません）。左右の肩甲骨の間には大リンパ節があり、リンパの流れをうながします。背中、肩周りの筋肉全体を運動させることができ、背中が温かくなります。

船漕ぎ

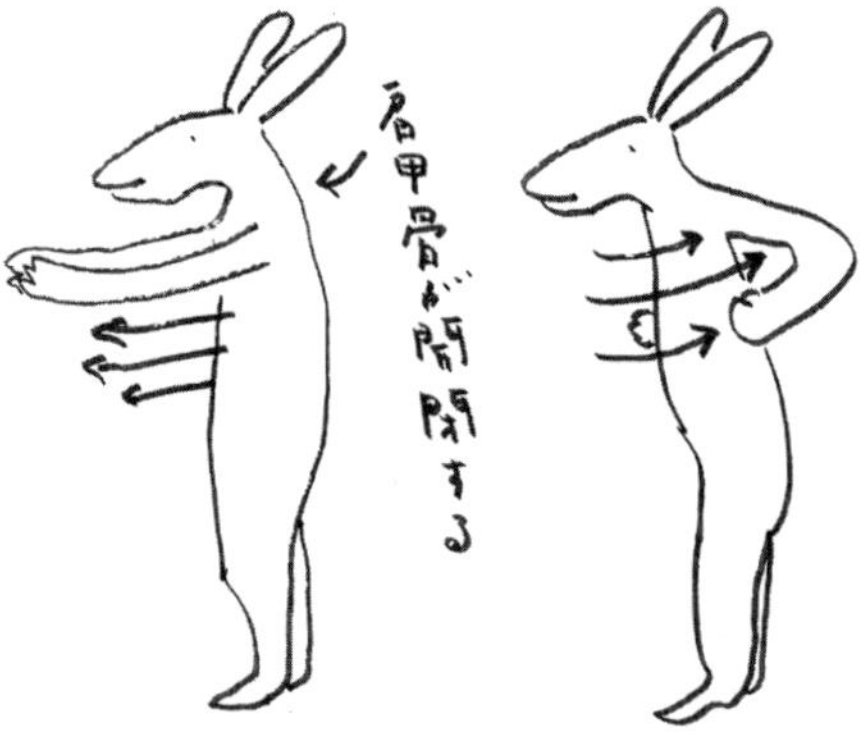

ヒジを思いきり後ろに引いて、左右の肩甲骨を近づける。このとき胸を開き、空気を取り込むと呼吸筋などが鍛えられる。次に腕を前に出して肩甲骨の間を開く。30回。

ヒジを思いきり後ろに引いて左右の肩甲骨が近づくようにします。このとき胸が広がり、息を吸って空気を一杯取り込むようにすると酸素が身体に多く取り入れられます。

次に両手を前に伸ばし、左右の肩甲骨を開きます。これを繰り返します。

背中、腕、胸などの筋肉を鍛え、リンパの流れをうながします。これもトイレでできますね。

背伸び

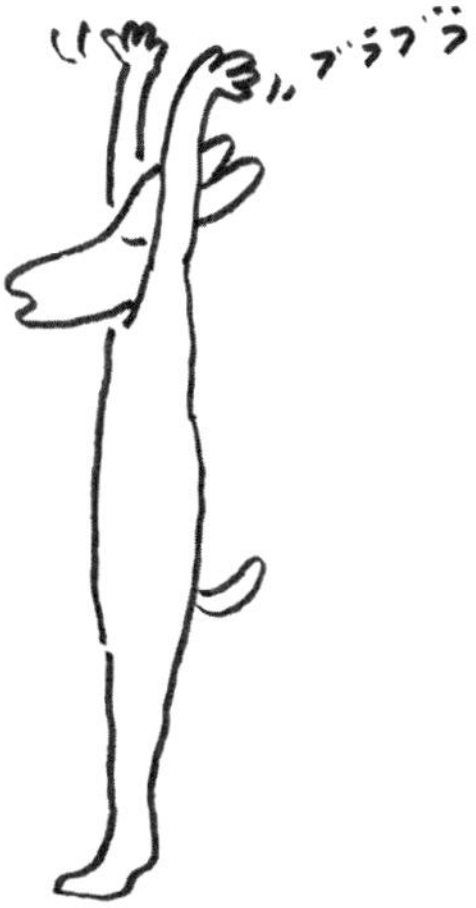

両手を高く上げて、胸を張り、ゆっくり呼吸する。腹筋も鍛えられ、腹やせ効果も期待できる。

立って行っても座って行っても結構です。両腕を高く上げ、胸を張ります。そのまま息をゆっくり吐いたり吸ったりします。胸筋や背筋、腹筋が鍛えられて、腹やせも期待できます。両手のひらを組んで上に向けたり、腕をあげたまま手のひらをぶらぶらさせると血行が促進されて気持ちがいいですよ。

ぶらぶら体操（立って行う）

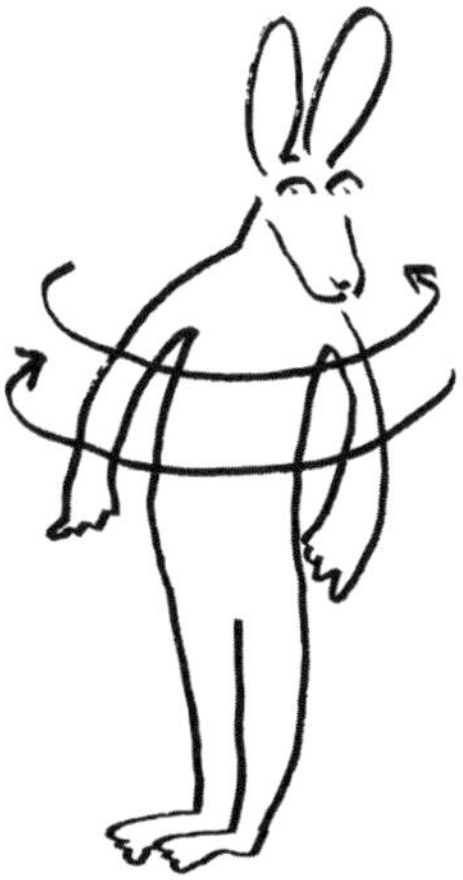

体幹を左右に大きく回し、だだっこのように、いやいやをしてみる。全身の力を抜いて、いっしょにぶらぶらさせる。

体幹（胴体）を首とともに左右にぶらぶら大きく回します。両手は力を抜いて大きく振ります。全身の力が抜ける感じを味わってください。体幹のインナーマッスルが鍛えられるだけではなく、緊張して硬くなった首、背中、腰などの筋肉がほぐれ、柔らかくなります。痛みがあれば、痛みを避けるようにして体を動かします。血行がよくなり、痛みが改善されます。何回行っても結構ですし、慣れてくれば10分以上行っても気持ちがいい運動です。

ひざ持ち上げ

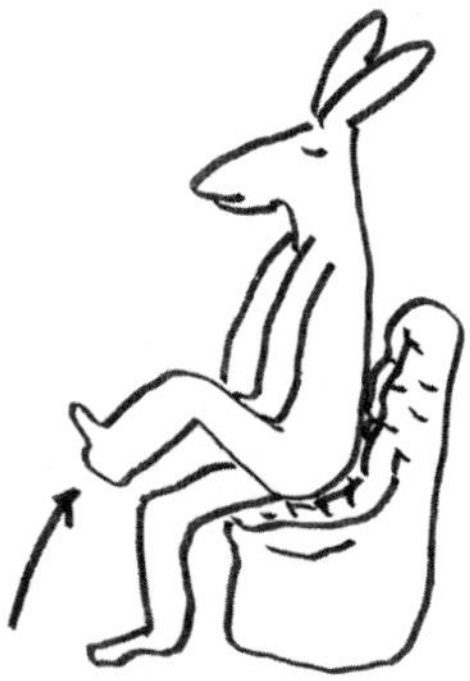

片足ずつひざを持ち上げて足踏みする。慣れてきたら高く持ち上げる。

座ったまま、片足ずつ上げることで、大腰《だいよう》筋などのインナーマッスルが鍛えられます。転倒防止にはぜひ必要です。座ったまま、片ひざずつ高く上げます。左右10回ずつくらいからはじめて、左右30回くらいに増やしてゆきます。

かかと持ち上げ

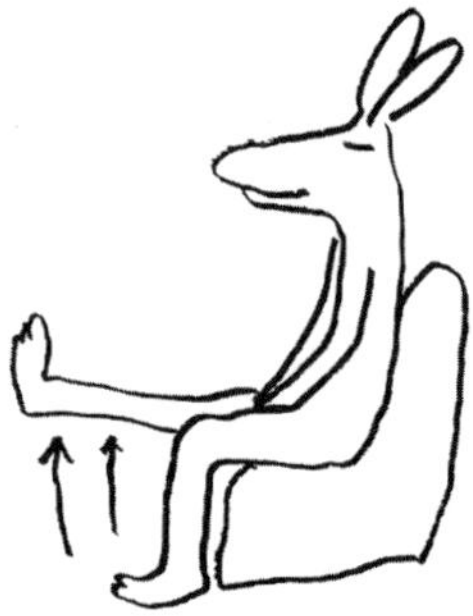

片足ずつつま先を持ち上げる。

座ったまま、ひざを支点にして、足先を持ち上げます。片足ずつ30回繰り返します。ゆっくり蹴り上げる感じです。簡単な体操ですが、太ももの後ろのハムストリングスなど脚の裏側全体の筋肉を鍛えることができます。簡単な体操なので忘れがちになりますが、フレイルな高齢者にもでき、転倒防止に有効です。

手指、足指を大きく広げる

手指と足指の間をなるべく広く開け、そのあと力を抜きます。これを10回。その後、手指を開いたり閉じたりする運動と、足指を曲げたり伸ばしたりを10回します。

目の筋肉運動

目も筋肉運動によってなりたっています。暗いところで瞳が大きくなったり、明るいところで小さくなるのも虹彩筋《こうさいきん》という筋肉の運動です。加齢で目の筋肉が衰えると、焦点が合わせづらくなります。モノが見えるのは、目を通して脳が見ているのです。目の衰えは直接脳の衰えです。

①目玉をできるだけ大きく左回り、右回りに10回ずつ回します。上下左右斜めにも目玉を動かします。眼球を動かす外眼筋群《がいがんきんぐん》を鍛えます。首を動かさないように注意します。

②まばたきを30回繰り返します（高齢になると、まばたきが減り、角膜が乾燥して、角膜に栄養が届かなくなります）。

③遠くの一点と近く（指先）の一点を30回交互にみます。遠くの一点、近くの一点をはっきり見ます。目のレンズの厚さを調節する毛様体筋《もうようたいきん》が鍛えられ、老眼が改善されます。④とともにトイレでも入浴中でも、習慣化することが大事です。

④手のひらで目をおおい、暗くしたり、手を放して明るくしたりを30回繰り返します。目の中の光の量を調節する虹彩筋が鍛えられます。③とともに目を若々しく保ちます。

⑤長時間のテレビ、読書を避け、目をテレビや文字から遠ざけて休ませます。ときどきテレビや本から目

を離して、首回しをしたり、首をうしろに傾けるようにしましょう。

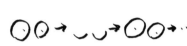

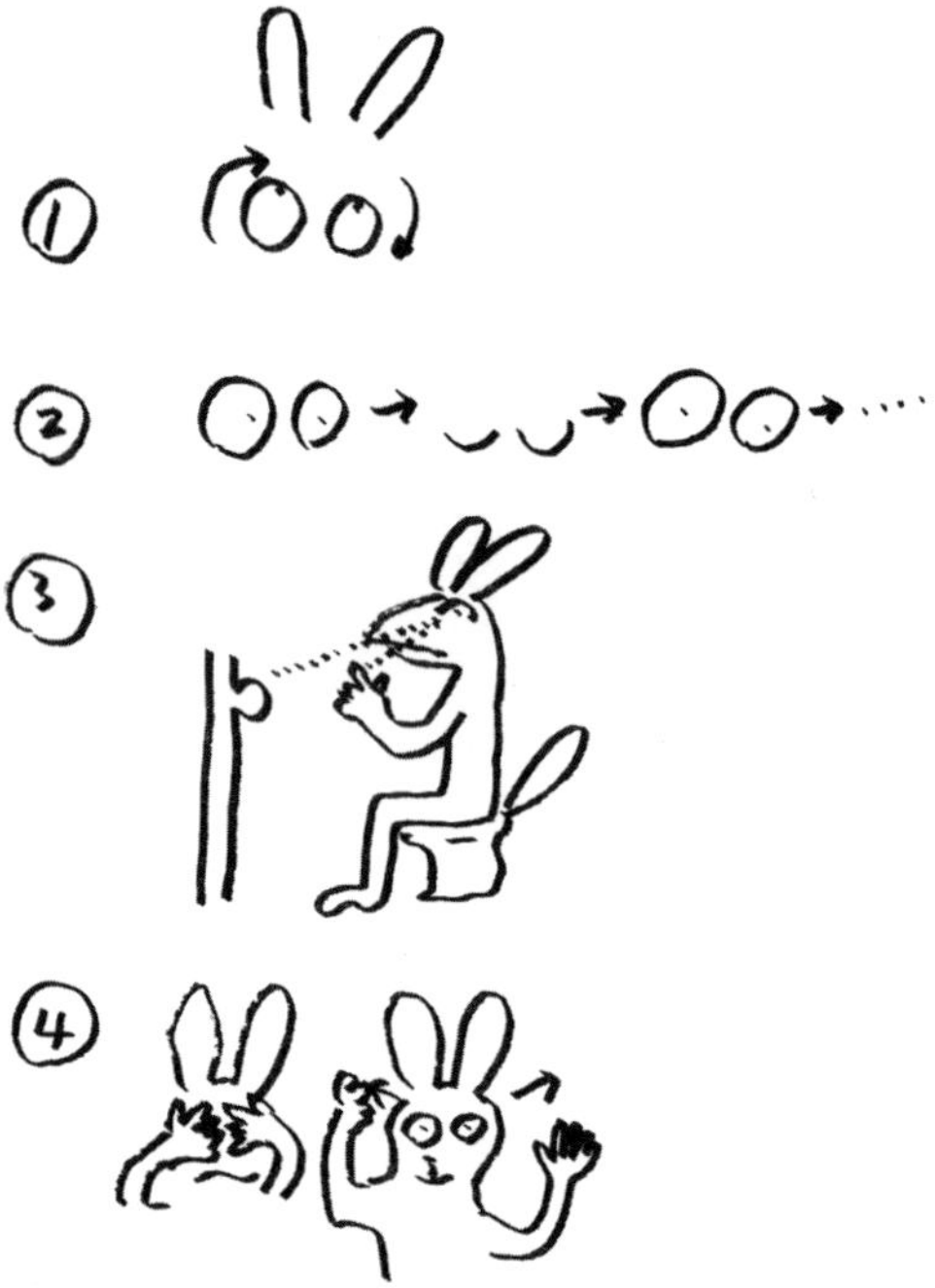

①目玉をグルグル回す、
②まばたき、
③遠くと近くを交互に、
④暗くしたり明るくしたりする

タッピング

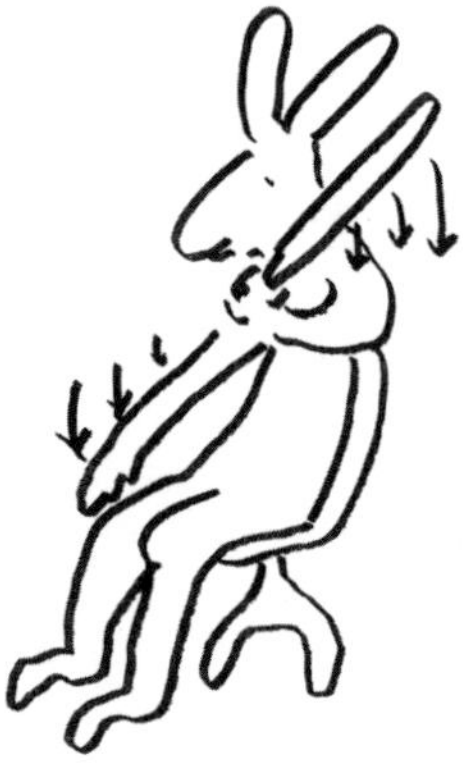

頭、顔、首、肩、背中、お腹、足などを両手で軽くたたきます。指でも平手でもスポンジ棒などでも結構です。気持ちよく感じる程度の刺激で、脹《は》れるほど強く打ってはいけません。皮膚、筋肉などを刺激し、血行がよくなります。

ちょっと上級編

これは「フレイル体操」とはいえないかもしれませんが、もし可能なら行ってください。

立ったり座ったり

高い椅子から、何かにつかまって立ち上がったり座ったりを30回行います。はじめは10回くらいからはじめます。

スクワット

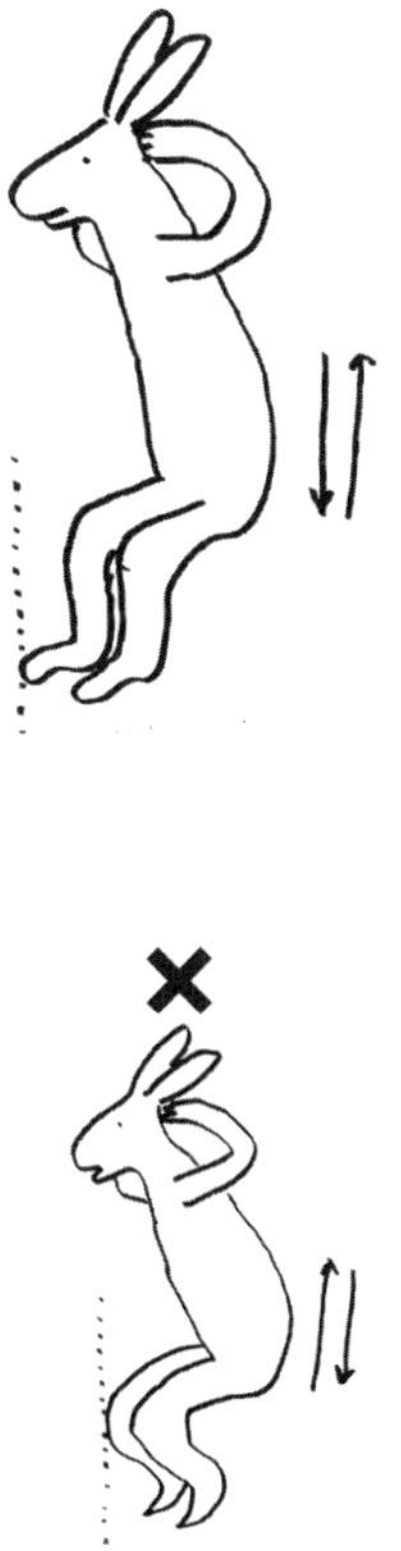

腰を落としたとき、ひざがつま先より前に出ないようにする。つま先はまっすぐ前に向ける。

ベッドなどにつかまりながら、腰を上げ下げします。肩幅に足を開き、足先はまっすぐ前を向け、腰を下ろしたとき、ひざがかかとより前に出ないようにします。10～30回。脚全体だけではなく、腹筋、大腰筋などインナーマッスルが鍛えられます。

たとえば料理などをしながら（立位）

背伸び（上述）

つま先立ち（上述）

足踏み

その場で足踏みをします。ひざを高く上げると効果が大きくなります。足を降ろすときは胴体より後ろに降ろして、アキレス腱を伸ばすようにします。左右30回。

腰回し

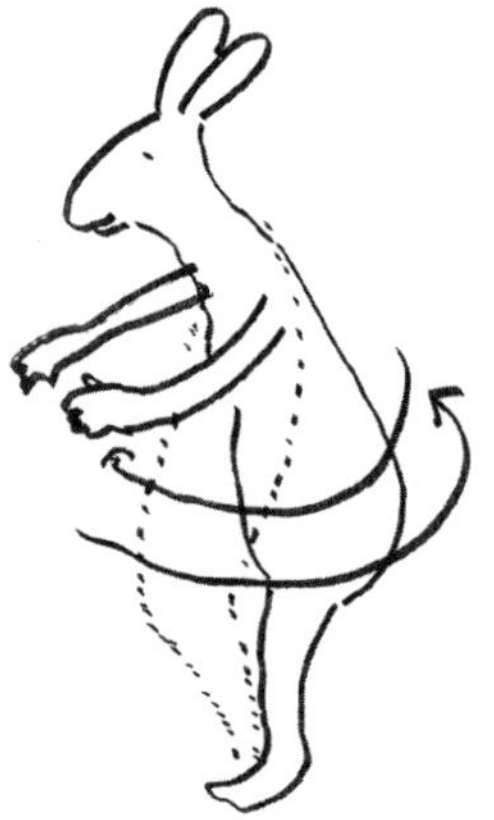

全身の力を抜いて、腰だけを回す。テーブルなどにつかまって行ってもいい。腰が痛くてもムリのない範囲で行う。

腰だけをゆっくり大きく回します。つかまりながらで結構です。痛みが出るところは避けて回しましょう。

以上は６００以上もある筋肉を動かすための一例です。

日常動作は、すべて運動と考えてください。同じ筋肉ばかり使わないこと、重いものを持ち上げるときは腰を低くすること、ムリな運動（激しかったり、反動を利用するような）はしないことなどを踏まえて、なるべく全身を大きく動かすようにします。

これらの運動は、可能なら一人ではなく数人で行うと励みになります。運動を行うことで、身体機能だけではなく、認知機能の低下を予防する効果が期待できます。

第八章

認知症と看取り

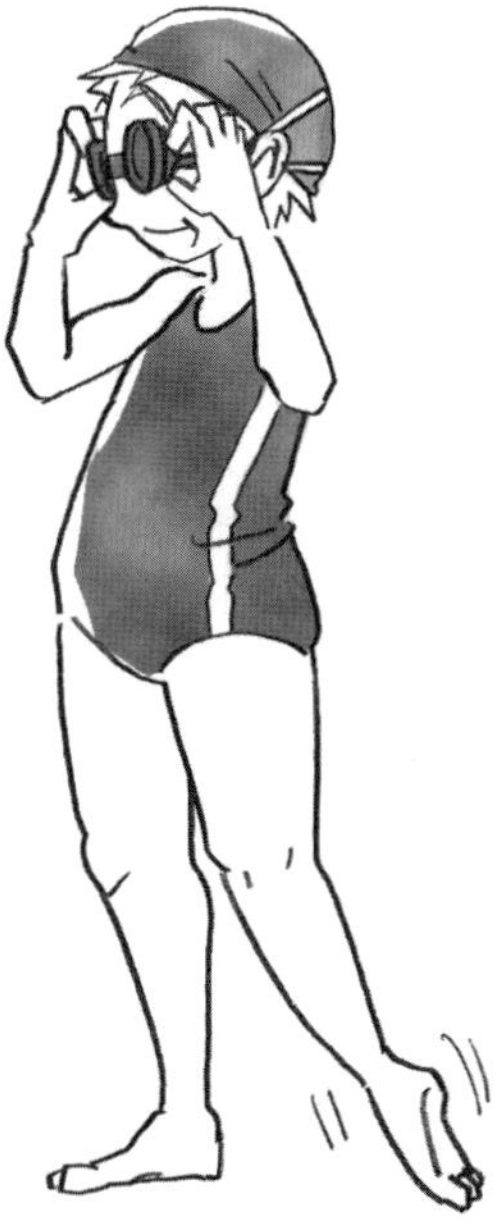

夫婦で認知症の人の暮らし

80歳代半ばのA男さんとはじめて会ったのは外来のときでした。A男さんは妻B子さんと二人暮らしで、夫婦ともにアルツハイマー型認知症を呈していましたが、生活はトイレ、風呂など何でも自立で、仲良く暮らしていました。

あるとき、近くに住む娘さんがA男さんを連れてこられました。

「一昨日から急にわけのわからないことを言い出しました」といいます。

長谷川式テストをすると、10点に届きません。発熱が数日続いており、食欲もなくなったそうで、尿検査をすると、白血球数が増加していて（3+）、点滴と抗生剤の投与を行い、翌日からは訪問看護で、点滴を続けました。

数日後に往診に行くと、熱が下がり、少しずつ食欲がでて、おかしなこともいわなくなったと娘さんがいいます。もともとの認知症で精神状態が不安定になりやすいうえに、**尿路感染症**《にょうろかんせんしょう》による発熱などでせん妄が起こったと考えられます。

その後、訪問診療を開始しました。

ご夫婦の話では、親の反対を押し切って結婚し、北海道から上京すると、しばらく夫婦で飲食関係の仕事をしてお金を貯め、その後、千葉市に小さな食堂を開きました。朝早くに開店し、夜は酒を出し、「安くておいしい」と評判だったそうです。店を二度改装して、バブルのときには三店を切り盛りするようになりました。その後、一店は閉じましたが、A男さんが76歳のとき心筋梗塞で倒れるまで、40年間板場に立ち続けたそうです。今は長男が店を継いでいます。

引退して、しばらくしてA男さんが認知症を発症し、妻のB子さんにも軽度の認知症が認められるようになりました。近くに息子さん、娘さんが住んでいて、独身の娘さんは隔日に二人の様子をみています。

脳梗塞で半身麻痺に

訪問診療をして1か月後に長谷川式テストを行うと前回より成績は多少よくなりましたが、A男さんはアルツハイマー型認知症がかなり進んでいました。酒、たばこが好きで、たばこは日に一箱程度吸います。

長谷川式テスト（長谷川式簡易知能評価スケール改訂版）年齢、場所、時間、記憶、計算などから認知症状をはかる簡易テスト。30点満点で20点以下が認知症とされますが、テストを行う人の熟練度でも異なり、被験者のその日の体調によっても異なります。

尿路感染症　腎臓から膀胱までの間に細菌が増殖して起こる炎症で、腎盂腎炎《じんうじんえん》、膀胱炎、尿道炎、尿路結石、慢性前立腺炎などがあります。症状は、発熱、食欲不振、嘔吐・吐き気、頻尿、尿意切迫感、残尿感、尿の濁りなどがあります。高齢になったら、アルコールや刺激の強いものを控え、水をよく飲むことで予防できるとされます。

いまさらたばこをやめなさいとはいいたくありませんが、医師ですから、「本数を控えてください」とは忠告しました。火の始末が心配ですが、A男さんはたばこの火には慎重です。

訪問のたびに感じるのは、裸一貫で北海道から出てきて、小さな店を切り盛りし、子どもを育てながら、朝から夜まで誠実に働き、郊外に庭付き一戸建てを建てた夫婦二人のがんばりです。小柄なA男さんには、家長としての威厳を感じます。われわれが訪問すると、いつもテーブルの向こう側からにこやかに迎えてくれました。

妻のB子さんも、控えめな人がらで、よく夫を支えて朝から晩まで働いてきた風格を感じさせる人です。B子さんは、訪問のたびに、夫婦二人でがんばってきた話を繰り返しされます。料理、洗濯、掃除を行い、家の中もこざっぱりしているので、長谷川式テストを行って、ようやく認知症を確認できる程度です。

A男さんの訪問診療を開始して3年たったころ、87歳のA男さんの身体に突然異変が起きました。右半身に力が入らず、歩行ができなくなり、ろれつが回らなくなりました。娘さんが外来に連れて来て、頭部CT検査をしたところ脳梗塞と診断されました。

家族は自宅療養を希望し、そのかわり娘さんが同居するようになりました。訪問看護を導入し、訪問入浴、ベッドのレンタル、デイサービスなど、療養環境を整えました。

麻痺はあまり残らなかったのですが、右手で箸が使いづらくなり、スプーンで食事をするようになりました。自力での歩行も困難となり、おむつを着けました。その後、週2回の訪問診療、週2回の訪問看護、週1回のデイサービスで生活は安定しました。娘さんがいっしょであるため、夫婦の服薬も規則的にできるようになり、われわれも一安心しました。

A男さんは一日のほとんどをベッドで過すようになり、枯れ木が朽ちて行くようにゆっくりと、衰弱が進んでゆきました。発熱があっても、入院を希望せず、自宅での点滴でしのぎました。

アルツハイマー型認知症は進行性で、一般的に失禁にはじまり、やがて歩行困難になると、食べ物を飲み込む力が落ちるようになります。そのために飲食物、唾液を、気管から肺の中に誤嚥する誤嚥性肺炎が必発します。A男さんのような高齢の方の誤嚥性肺炎では、一般的にあまり発熱がなく、咳もでませんが、めっきり弱り、食欲も減退します。

夜、静かに亡くなる

A男さんは、脳梗塞発作から1年ほどたつと食事がほとんどとれなくなりました。

そこで関係者一同を集めて「拡大ケア・カンファ」を行うことにしました。妻のB子さん、同居している娘さん、訪問看護師、医師（筆者）、ケアマネ、診療所の相談員が、A男さんの自宅に集まりました。

家族の気持ちは一致していました。胃ろう造設のような延命処置は行わず、入院もせず、緩和《かんわ》ケア（痛みなどの不快な症状をとるケア）で最後まで自宅で過ごすことがA男さんの望んでいること、というものでした。私も、訪問看護師もケアマネもこの決定を自然なものとして受け取りました。

ですから、私は娘さんに、「何があってもあわてないで、24時間いつでも診療所に連絡をしてください」と念を押しました。発熱などがあると家族はあわてて救急車を呼ぶことがあるからです。

この会議からわずか1週間後の夜、家族から「呼吸がおかしい」という連絡が訪問看護ステーションに入りました。すぐに訪問した看護師から「すでに呼吸停止している」との連絡が診療所に入り、午後10時に私が訪問して死亡診断を行いました。

穏やかに苦しまず、家族に見守られながらの旅立ちでした。私もともにA男さんのことを思い出しながら、家族の労をねぎらい、しばらくしてA男さん宅を辞しました。

その後、妻のB子さんは娘さんといっしょに平穏な日を過ごしています。洗濯などの家事も一人で行います。訪問診療は月一度になり、訪問のたびに、話す内容は、決まって北海道から夫婦二人で出てきて苦労しながらも一生懸命に働き、輝いていた若き日の思い出です。こういう話を聞くのも、医師としての勤めの一つであると思いますが、B子さんの話の中からにじみ出てくる人生の味わいのようなものと対面するのは、訪問医の楽しみの一つでもあります。

認知症の多くは廃用性

認知症とは、いうまでもなく認知機能の低下を呈する症状で、原因にはアルツハイマー病や、**脳血管型認知症**、**レビー小体《しょうたい》型認知症**、**前頭側頭《ぜんとうそくとう》型認知症**などがあります。

ふつうは、軽度認知症からはじまって徐々に重くなります。軽度認知症（ＭＣＩ）は、すぐ前のことを忘れる短期記憶障害を主症状としますが、生活には支障をきたさない程度の記憶障害です。認知症の人は

脳血管型認知症　脳の微小血管が壊れて、神経細胞が壊死することによって起こるとされる症状。アルツハイマー病についで多いとされます。

レビー小体型認知症　脳内で、レビー小体と呼ばれる異常タンパク質の集合体がつくられ、神経細胞を死滅させることで起こる認知症です。とくに後頭部の視覚野が冒されると幻視《げんし》が出やすくなり、亡くなった家族の姿がはっきり見えたりします。「そんなはずはない」などと否定すると、不安、不穏《ふおん》を起こしますから、肯定するのでも否定するのでもなく、「ああ、そうなの、パパと会えてよかったわね」などと相手の言葉に合わせて安心してもらいます。幻視のほか、脳幹部が冒されるとパーキンソン様症状（手の震え、小刻みな歩行、バランスをとるのが困難など）が起きます。

前頭側頭型認知症　比較的若い人に多く、脳の前頭葉（理性を司る）あるいは側頭葉（言葉、記憶、聴覚などを司る）の神経細胞が萎縮・消失して起こります。店で売られているものを平気でポケットに入れるなど常軌を逸した行動が見られます。とくに同じ行動や言葉を繰り返したり、相手のいうことをオウム返しにいったり、異食（同じものだけを食べたり、他人のものを口にしたりするなど）が特徴です。ムリにこれらの行動をやめさせようとすると不安定になり、暴力、不穏などを起こします。

日本に450万人いるとされ、軽度認知症の人は、そのうえに400万人ほどいると推計されています。

認知症の中でもっとも多いとされるアルツハイマー病、脳血管型認知症などの確定診断は困難で、実際には死後、脳の一部を採取し、顕微鏡で調べてみないとわかりません。

アルツハイマー病は進行性なので、MCIの段階で長くとどまることは考えられません。MCIで進行がとまっている場合、アルツハイマー病ではない可能性がありますが、抗認知症薬が有効に働いてアルツハイマー病が抑えられていると考える医師もいます。これもケース・バイ・ケースで、薬が有効な人もいれば、薬と無関係に、何らかの理由で進行がとまっている人もいます。その証拠に抗認知症薬を服用していない人でも進行しない人がいます。

認知症の中でも、長くMCIの状態にとどまっている人の多くは、「廃用性」の認知症であると考えられます。脳を使わないことで起こる認知機能の低下です。

高齢になるにしたがって、生活の緊張感を失い、社会的（家族内での）役割が軽くなり、筋肉運動も低下することから刺激が減り、脳の萎縮は進みます。とくにうつ病になったり、寝たきり状態になると、高度な脳の活動が失われてゆきます。

認知機能の低下により、生活意欲が低下し、そこから体を動かすことも減り、筋肉も脳も運動量が低下するという「負のスパイラル」が起こります。そのままでいると廃用性認知症も進みます。

認知症は、早期発見早期対応で

「認知症の早期発見が重要」といったキャンペーンをよくみかけるのですが、認知症を早期発見しても現在のところ治療法がありません。それよりも、「困った」と思ったら、その人に対する人間関係を180度切り替えます。前の状態と同じことを期待していたら、お互いにストレスが溜まるばかりです。

家族が認知症になったら、その対応方法を理解し、しっかりケアする立場を意識する必要があります。対応方法は、192ページの「認知症の人への早期対応マニュアル」で、いくつかその方法を紹介します。

早期対応とは、叱ったり、注意したり、間違いを修正しようとしないで、最大限受け入れることです。同じことを繰り返し聞いても、同じ失敗を繰り返しても、病気なのですから仕方ありません。このとき叱ったり、命令したりしても意味がないだけではなく、徘徊、不安、不穏《ふおん》などBPSD（認知症の行動心理症状）を誘う原因になり、かえって介護を難しくします。

認知症といっても、長谷川式テストで、30点満点中15点くらいで一人暮らししている人はざらにいますし、周囲の支えがあれば可能です。もちろんそれがいいことだというわけではありませんが、それよりほかに選択肢がないのです。これは社会現象であり、社会問題でもあります。とくに地域のコミュニティが崩壊しているなかでの認知症の人の一人暮らしは危険です。周囲の人の温かい見守りが大切です。

医療機関を受診して、認知症を「早期発見」したとしても、医師にできることは限られています。抗認知症薬を投薬しても、効果のない人が多くいます。

もちろんなかには著効があって、服薬と同時に新聞を読みはじめたとか、それまで何もせず一日座っていた人（過鎮静《かちんせい》）がテレビをみはじめたという事例もあります。

しかし、医療機関の検査で、長谷川式が18点で「早期発見した」というのもあてになりません。長谷川式では、検査結果がその時の体調によっても異なってきます。

長谷川式、**MMSE**といった簡易検査方法だけではなく、**ADAS**（エーダス）検査といわれるものもあります。エーダス検査は、検査に1時間前後かかりますから実施者にも被験者にも負担が少なくありません。アルツハイマー病などの進行状態を評価するときに使われ、進行状態がわかるので、今後の症状の推移が予想できるというメリットがあります。

認知症対応の目的は、認知症の人の心が安定し、平穏な生活ができることであり、これは介護者にとっても大きなことです。

認知症は生活全般から判断する

筆者は、認知症は精神科医などの専門医ではなく、「かかりつけ医」がみるべきだと思います。認知症は、精神科、神経内科、内分泌系などさまざまな医学の「境界領域」で起こります。認知症かどうかを鑑別《かんべつ》するには、日常的な病気や生活全体から判断する必要があります。そして、認知症と診断されたら、投薬より家族への対応方法の指導が中心になります。

認知症は特殊な場合を除いて入院ではなく、外来でフォローするのが基本です。

家族が心配して、「寄らば大樹の陰」と考え、大学病院に連れて行くことがありますが、これは意味がありません。大学病院では、診察時間が短いので、患者や家族の話をじっくり聞くことができませんし、いつも同じ医師が診察するともかぎりません。直接、小回りの利く対応も期待できません。

家族としては、肉親の認知症を認めるのはつらいものです。歴史を共有する家族としての一つの別れでもあります。あんなにテキパキと何でもこなしていた人（親、配偶者）が、何でもないことができなくなり、同じことを何度も繰り返して聞き、同じ間違いを何度も繰り返します。腹が立ってとうぜんです。赤の他人の介護士なら何度同じことを聞かれても何度でも丁寧に答えられますが、これが家族となると感情

MMSE（ミニメンタルステート検査） 初期の長谷川式テストを参考に米国で開発されたもので、被験者に指示を出して、いくつかの行為を行ってもらいながら認知機能を計測します。長谷川式にしても、MMSEにしても、簡易ではありますが、被験者に疲労感を与えずに計測することに意味があります。

ADAS（エーダス） アルツハイマー型認知症の進行度などの変化を、記憶、見当識などを11項目にわたって詳細に検査し、薬効などを確認する検査です。一時間以上かかることもありすべての人に適用ではありません。

的になりがちです。

そのうえ、被害妄想が強くなり、「あんたがお金を盗んだ」といい出したり、ありもしないことでしつこく悪口をいうようになると、家族の心はおだやかではありません。家族としてはいくら「認知症は病気だ」と自分に言い聞かせてもストレスが溜まります。

認知症の人の中には、いらいらして不平、暴言、悪口ばかりいう人がいますが、周囲が愛をもって相手を理解しようとして、手厚くケアすると穏やかになることがあります。

認知症の人のおかしな行動や言葉にはすべてそれなりの理由があります。その理由を積極的に聞いて、おかしなことでも一度受け止めます。それから前後策を考えます。相手の目をみながら、相手の背中などに優しく触れながら安心してほしいという意思を伝えるだけで、だいぶ違います。

叱る、否定する、命令する、指示する、禁止するという態度では、問題がこじれ、介護が難しくなるだけです。認知症の人をケアするにはもちろん家族の愛情が大切ですが、愛情だけでは解決できません。いろいろな人に協力をあおぎます。また、手取り足取り何でもやってあげるのは絶対によくありません。

認知症の人こそ役割を求めている

前にも述べましたが、介護が必要になった方は、認知症があってもなくても、ただ安定だけを求めているのではないことを痛感しています。人間社会の中での役割を求めています。人に愛されることはもちろんですが、そのために「自分は一定の役割を果たしている」「自分は必要とされている」という実感を求めています。この実感が安心感につながっています。

これは**ピック病**、前頭側頭型認知症の人にはあてはまらないかもしれませんが、それらの人でも、この実感を持てるかどうかで、意識水準は違ってくると思います。これは人間がほかの動物とは大きく異なるところです。

認知症のケアは、したがって、この点をもっとも重視します。「あなたはとても大切な人です」というメッセージを常に出すことも大切ですが、その根拠となる、「役に立っている」と実感してもらえるようなアプローチが必要です。ケアとは、一方的なサービスではなく、双方向で真心を伝えあうメッセージです。

小さなことでいいのです。「歌を教えてもらう」「お米の炊き方を教えてもう」「味噌汁のつくりかたを教えてもらう」「タオルをたたんでもらう」「お皿を洗ってもらう」「花に水をやってもらう」などなど、たとえ失敗しても、それらをしてもらうことで、心が支えられます。自分を失わずに済みます。

ピック病　前頭側頭型認知症とほぼ同義で使われますが、神経細胞内にピック球と呼ばれる病変があらわれるものをとくにピック病と呼びます。ピック病は、40～60歳で発症する人が多く、人格障害、行動障害、失語症などをともないます。万引き、暴力など反社会的行動が多くみられ、若年層では力が強いことから問題が表面化しやすいのですが、診断が難しいといった問題もあります。

認知症のケアの基本はすべての点で、何かをしてもらって感謝することです。「何でも中途半端なことしかできないし、ろくなことをしないのに感謝できるか」と思うかもしれませんが、何かをしてもらって、感謝することが認知症ケアのポイントです。それは介護する家族が自分の心との闘いでもありますが、介護の仕事を軽減する近道でもあります。

家族の認知症を疑ったら、医師を受診するというだけではなく、以上の観点をもって相手に接するようにします。

「いのちの質」というものがあるなら、私は、社会的役割を持っているかどうかではかりたいと思います。何かとくに人のためにする行為でなくても、ただ馬鹿話をして相手と笑いあうことも大切な役割です。それでも十分に社会的役割を担うことになります。

介護を手厚くして社会的役割を奪うことは認知症のケアとはいえません。社会的な役割を奪ったうえに、胃ろうをしたり、気管切開などをして、いのちを長らえさせることは疑問です。

いのちの質は、社会的役割にあると私は強調したいと思います。もしこのことが正しいなら、認知症の介護だけではなく、高齢の人の生き方にも応用できます。

高齢になっても社会的（家族内の）役割を失わないこと、家族はそれを奪わないことです。仕事はどんどんしてもらいます。昔の男性なら、上げ膳据え膳でお茶もいれないことがありますが、これは自分を失ってゆく道です。他人のぶんまで働くことが、心と体を軽くして健康で長生きのコツです。元気で長生きしたければ、人のためによく動き、生きがいと役割を探せ、です。

認知症で盲目の方の独居

認知症があって盲目では一人暮らしはムリだと思われるかもしれません。C子さんは、それだけではなく、糖尿病があり、歩行も難しいという状態でした。私も、さすがに途中であきらめ、ケアをする人に「もうムリだね」といったことがあります。

しかし、そのとき訪問看護師と介護士が猛反対しました。本人は現在の生活が気に入っている、むしろ生活環境を変えることで苦しむことになる、と主張するのです。

C子さんは75歳の女性です。生まれつきの全盲で、独身でした。糖尿病はありますが、認知症を発症するまで、一人で買い物をし、炊事をし、趣味を楽しみ、病院に通い、何の問題もなかったようです。親から引き継いだ家は、いつも、きれいに整頓されていたといいます。

全盲の人は、生活環境すべてに渡ってきちんと管理し、どこに何があるかはもちろん、冷蔵庫の中身などは、一つひとつの食品の賞味期限も記憶しています。つまり空間的にも時間的にも記憶に刻むことで生活を成り立たせています。

ところが、認知症になったことで、生活に不可欠な記憶力が低下し、どこに何があるかという管理ができきなくなりました。家はごみ屋敷状態となり、種々の手続きも滞り、服薬管理もできず、周囲の人が心配して役所に連絡したのですが、役所もお手上げ状態でした。とりあえず、私のところに訪問診療の相談が来ました。

私が訪問したときは、家はだいぶ片付いていました。

「こんにちは、苛原です」と私がいうと、

「あ、お医者さん？ 私はかかりつけ医があるから大丈夫ですよ」と素っ気なく答えます。認知症はまだ軽いようです。

「せっかく来たのだから、少し診察させてください」。

私は、いつものように、まず手首を触って脈をとり、血圧を測りはじめました。

「○○さん（C子さんの姓）は、どこのご出身ですか？」。

私は、いつもこの質問からはじめます。まず出身地を聞いて会話のきっかけにすると、話が進みやすいのです。

C子さんは思いのほか雄弁でした。小さいころは秋田県にいたこと、中学のとき家族で松戸に引っ越して来たこと、数年前まで独身の妹といっしょに生活していて、その妹ががんで亡くなったこと、糖尿病、ぜんそくで病院にかかっており、ぜんそくで入院をしたことがあるなど10分ほど話してくれました。私は、「ほお、ほお」と声を出しながらうなずいて聞いていました。

一段落したところで、「少し簡単な質問をしますね」と断り、長谷川式テストをはじめました。長谷川式では、現在の日時、場所、短期記憶の障害の程度などをテストします。

「今日は何日ですか」と聞くと、「いつもはラジオを聴いているからわかるが、今は聞いていないのでわからない」と答えます。これは「取りつくろい」といい、認知症の人が、自分の間違いや物忘れを隠すためによく行います。

「梅、犬、自動車」の3つの言葉を覚えてもらって、あとで再現するテストでは答えられず、アルツハイマー型認知症が強く疑われました。

その後も、Aさんは話を続けたので、私は、少しは受け入れられたようでした。血圧も高く、薬も数年前に妹が亡くなってからはほとんど服用していないことがわかりました。介護士が毎朝入ることになったので、必要な薬は朝1回だけの服用にまとめて処方しました。

成年後見制度の手続きを行い、介護保険の申請も済ませ、Aさんの支援体制をつくりました。年金と若

成年後見制度　認知症などで判断能力が十分ではない人にかわって、代理者（後見人）が、財産管理をしたり、介護保険サービスの利用などの契約を行い、法的な権利を保護する制度です。認知症などの精神疾患がある人を対象とする「法定後見制度」と、現在は判断能力がしっかりしているが、将来にそなえて利用する「任意後見制度」の2つがあります。利用する場合は地域包括センター、役所に相談します。

干の財産があるので、経済的には困らないようでした。C子さんの訪問診療は月2回ではじまりました。

われわれの結束こそ利用者の心身を支える

C子さんはもともと明るい性格で、訪問を重ねるにつれ、信頼関係は強くなってゆきました。訪問のたびに、「ひさしぶりだね！」と声をかけてくれ、帰るときには、「また来てね！」といってくれるのはうれしいことです。聴診や採血検査も嫌がらず、行くたびにほぼ同じ話を繰り返して聞かせてくれました。

その年の冬にC子さんの調子が悪くなりました。なにしろ真冬でもワンピース一枚で、電気ストーブの前にいつも座っています。「危ないな」と思いましたが、本人は「大丈夫、大丈夫、気をつけているから」というので、そのまま経過を見ていました。

ところがお尻をやけどしてしまったのです。私には、傷をなかなかみせてくれなかったので、あとで訪問看護師から報告を受けました。ときを同じくして、ぜんそくが起こり、これでは在宅生活はムリだな、とはじめて感じました。

そこで多職種でのケア・カンファランスを開催しました。

私の意見は、在宅療養は限界で、施設入所を勧めるというものでした。ところが、先述の通り、訪問看護師と介護士は私の意見に大反対しました。

「やけどのことは、電気ストーブをしまってエアコンを24時間使います。せっかく、順調に行きだしたので、私たちががんばるから先生もがんばってください」と、はっぱをかけられました。看護師、介護士に「がんばる」といわれては、在宅医は「応援します」としかいいようがありません。再三申し上げているように、在宅医は多職種の縁の下の力持ちです。こういう結束はほんとうに頼もしいかぎりです。私も、C子さんの在宅生活を支えるために、多職種協働でがんばろうと心に誓いました。

このケア・カンファをきっかけに、不思議なことにぜんそくが治まったのです。やけども数か月かかりましたが完治しました。多職種の気持ちが一つにまとまり、明確な目標が見えてくると、利用者自身の心身状況にも確実にプラスに働きます。

現在、訪問を始めて10年以上が経過し、C子さんは80歳代後半になりました。認知症は徐々に進行して、私と前にかかっていた医師の区別もできなくなっています。しかし、毎朝、介護士、看護師が入り、週1回のデイサービスに支えられて、風邪も引かずに暮らしています。

私は、C子さんと話を合わせながら、繰り返される話を聞いていますが、C子さんの顔を見るのが楽しみです。いつまで続くかわかりませんが、C子さんの在宅生活を支えることで、私たちが与えられているものがたくさんあるのを感じます。長生きしてほしいものです。

認知症の人への早期対応マニュアル

認知症になると、感情を抑制する脳の前頭前野の働きが低下し、不安、怒り、孤独感などを覚えやすくなります。認知症になっても、鋭く、直感的な観察力で相手をみています。そして不安、怒り、孤独感などをさまざまな方法であらわします。徘徊や不穏行動、ひがみ、ねたみなどもそのひとつといわれます。相手の心に届く方法で、優しさと愛情を傾けることが大切です。

認知症状といっても、さまざまなケースがあり、対応方法の決め手があるわけではありません。

しかし、最低限、敬意をつねに忘れないようにします。子どもとは異なり、高齢の方には、高いプライドがあり、「ばかにされている」という気持ちに対しては傷つき、ますます自信を失い、その感情を、怒り、不穏などＢＰＳＤ（認知症の行動心理症状）であらわします。

次のようなことが、認知症状を安定するために必要とされています。とはいえ、これが絶対という方法があるわけではありません。

また、認知症をケアする家族は、決して孤立してはいけません。介護保険制度の利用はいうにおよばず、周囲の人に相談したり、助けを求めます。いろいろな場面で、気分転換をはかり、むしろ介護そのもので、自分がどう変わっていけるのかを楽しむくらいの余裕をもつことが大切です（難しいことは重々承知しています）。

○叱らない

同じ言葉、同じ失敗を繰り返されると、家族ゆえに、感情的になりやすく、つい叱ってしまいます。しかし、叱ってもまったく意味がないどころか、反対に当人を追い詰めて、認知症状を重くし、介護が難しくなります。

○指示、命令しない

認知症になると、いろいろなことができなくなっていますから、家族は、つい、命令口調になりますが、指示、命令は、相手の気持ちを突き放して孤独感を覚えさせるだけで何も生みません。

○否定しない

相手が間違ったことをいうと、すぐに否定したくなります。しかし、本人は正しいと思っているので、ただちに否定すると混乱するだけです。相手の言葉をただしたいときは、それとなく徐々に行います。きちんと説明すると理解してもらえることが増えます。

○話しかけ、声をかける

用事がなくても、常に話しかけたり、声をかけます。「暑いね」「寒いね」「雨が降りそうだね」などなんでもよいのです。声をかけることで、脳が刺激されますし、孤独感を覚えずに済みます。もちろん、相手から話しかけられたら、丹念に返事をします。こちらが忙しいと、気づかないふりをして、返事をしないことがあるのですが、こちらの事情を話して少し待ってもらうなどの方法を講じます。

○タッチする（タクティールケア）

なるべく理由をみつけて、自然に、相手の手、肩、背中、足などを触ります。手や背中をさすったり、肩をもんだりすることで、心が安定します。赤ん坊に対するのと同じで、脳刺激にもなります。

○相手の目線で、相手の顔をみる

相手の目線と同じ高さになることが重要です。上から見下ろすようにすると、ばかにされているという不快感、孤独感を覚えます。

○時間、日にち、季節をわかるようにする

時計、カレンダーなどを目のつくところにおいて（複数あるとよい）、つねに、時間、日にちを確認できるようにします。時間、場所の認識が失われると混乱しやすくなり、認知症状を重くする可能性があります。季節を感じられるような花、絵、写真、祭事なども有効で、季節の話などをつねに話題にします。

○写真の活用

昔のアルバムを傍らにおいて、ときどきみてもらったり、説明してもらったり、行事写真、家族写真を部屋に置いて、自分の歴史、現在を確認できるようにします。

○昔話を聞く

つねに昔話を聞き取ります。できれば、インタビューするつもりで、こちらも楽しみながら、さまざまなことを思い出してもらいます。生まれ育った場所、家はどんなところか、家族はどんな家族だったか、親類や近所の人のこと、友人のこと、恋人のこと、結婚式のこと、戦争時代のこと、食事、遊びなんでも話題になります。何度も聞いているうちに、つくり話（作話）になることがありますが、ゆっくりそれとなく訂正します。

○趣味を楽しんでもらう

絵、習字、庭仕事、生け花など、かつての趣味か、あるいは新しい趣味を見つけてもらいます。何かに打ち込める時間が大切です。雑誌のページなどを切り抜いて、白い紙にはり付けるコラージュ療法がはやったことがあります。趣味は心を安定させます。作品はほめます。壁に飾るのも一法です。

○役割を持ってもらう

さまざまなことができなくなりますから、補助しながら、何でもできることをしてもらいます。してもらったことに対しては十分すぎるくらいの感謝の言葉を述べます。

○いっしょに歌を歌う

昔の歌でも現在の歌でも、本人が歌いたくなるものなら、いっしょに歌います。持ち歌をもち、いつでも歌えるようにすると、心を落ち着けることができます。嚥下機能、呼吸筋を鍛え、副交感神経を優位にします。

○徘徊をムリにとめない

徘徊には理由がありますから（買い物に行く、病院に行くなど）、理由を聞いて、できれば制止しないで、出かけてもらいます。あとをつけ、適当なところで、声をかけ家に戻ってもらいます。「○○のやり方を教えてね」など自尊心をくすぐる方法は効果的です。徘徊を制止すると、ストレスがたまり、不穏状態をまねくことがあります。

○拘束しない

拘束は虐待です。ストレスが蓄積して、不穏状態をまねきます。拘束には、閉じ込めたり、ヒモでしばるだけではなく、言葉による拘束、薬物による拘束などさまざまなものがあります。暴力や自傷など激しい精神症状などがある場合を除いて、拘束しない方法を講じる必要があります。

おわりに

千葉県で診療所を開業してから22年、在宅医療を始めてから21年経過しました。

この20年間の社会環境の変化は驚くばかりです。在宅医療をはじめた当時は、その認知度は低く、往診をするのはよっぽど医院が暇なのか、変わっている医者かといぶかしく思われることが多かったようです。「訪問看護ステーション」と言っても、誰にも理解してもらえず、苦労しました。「在宅ホスピスケア」を、ホステスさんがあらぬ面倒を見てくれる「ホステスケア」と間違えたという、笑えない逸話もあります。

在宅医療の役割の一つに、看取りがあります。人が生まれる時と、亡くなる時に、医療は必要となります。この20年以上、１０００人以上の方を看取ってきました。不老長寿が人類の夢であっても、人はいつか必ず亡くなります。

第二次世界大戦後70年が経過して、日本は豊かになり、世界一の長寿大国となりました。この間にわが国では死が日常生活からかけ離れた存在になり、死を必要以上に恐れる人が多いと感じています。在宅で臨終間際になり、慌てて救急車を呼んだり、様子がおかしいからすぐに来てくださいと、電話口で怒鳴ったりは、よくあることです。

この傾向は、医療関係者にもあり、末期がんで死期が近いかたに、不要な検査や、過剰な医療を行うことは少なくありません。医療費は国民すべての負担からなっており、将来のために財源を有効に使うことは常に心がけるべきであると思います。

最近驚いたことは、初診の方で様子がおかしいと連絡があり、相談員が自宅を訪ねると、すでに亡くなって数日がたっていました。家族は、死というものがどういうものか理解できなかったようです。息をしていないことぐらいわかりそうなものですが、ことほどさように、死は異次元のこととして現実から遠ざかっているのです。

これから数年間に、死亡する人は毎年120万人から160万人近くまで増加します。もちろんそのほとんどは高齢者です。

死は誰にとっても特別なことですが必ず訪れます。

独居や老々世帯も増えており、自宅では介護をする方がいないため、施設に入って亡くなる方も増えています。多くの方は、住み慣れた自宅で見慣れた環境の中で最期まで暮らしたいと考えています。

本書では、必ずしも独居の看取りマニュアルにはなっていません。むしろ、日常的に訪問診療で地域を回っている筆者が普段感じていることを、忌憚《きたん》なく書いたというのが正直なところです。一部、言い過ぎた部分もあるかも知れませんが、やはり誰かが声をあげて行かないとならないという気持ちが強くあってのことです。

本書が超高齢社会となったわが国の医療、看護、介護のあり方を考えるきっかけになれば本望です。

平成28年6月

苛原　実

●著者紹介●

苛原 実（いらはら・みのる）

1981年、徳島大学医学部卒業。日赤医療センターで研修後、千葉西総合病院整形外科部長などを経て、94年いらはら整形外科開業。95年、医療法人社団実幸会を設立、97年に病棟を併設したいらはら診療所を開設。訪問看護・診療、訪問介護、通所介護、居宅介護支援など地域医療・在宅医療に取り組む。1999年に創設した生活介護サービス株式会社では、ヘルパーステーション、通所介護、グループホーム、グループハウス、有料老人ホームなどを展開する。医学博士。在宅ケアを支える診療所・市民全国ネットワーク（略称市民ネット）会長。

独居看取りの時代
在宅医が考える心豊かな「独り死」

2016年8月25日　第1版第1刷発行

著　者　苛原 実
発行者　小平慎一
発行所　ヒポ・サイエンス出版株式会社
〒116-0011 東京都荒川区西尾久2-23-1
電話 03-5855-8505　ファックス 045-401-4366
http://hippo-science.com
イラスト　横山珠姫（表紙、各章扉）、小平慎一（本文中）
ブックデザイン　徳升澄夫（有限会社ホワイトポイント）
印刷・製本　アイユー印刷株式会社

ISBN9784904912072